Guérir du lymphœdème

Histoire et avancées médicales

Médecine à travers les siècles

Collection dirigée par le Docteur Xavier Riaud

L'objectif de cette collection est de constituer « une histoire grand public » de la médecine ainsi que de ses acteurs plus ou moins connus, de l'Antiquité à nos jours.
Si elle se veut un hommage à ceux qui ont contribué au progrès de l'humanité, elle ne néglige pas pour autant les zones d'ombre ou les dérives de la science médicale.
C'est en ce sens que – conformément à ce que devrait être l'enseignement de l'histoire –, elle ambitionne une « vision globale » et non partielle ou partiale comme cela est trop souvent le cas.

Dernières parutions

Maxime GATELIER, Quentin LECARDINAL, *Prothèses dentaires de soldats de la Première Guerre mondiale. Etude médico-légale*, 2022.
Philippe HECKETSWEILER, *Les maladies et la mort de Gustave Flaubert. Rouen 1821 – 1880*, 2022.
Pierre AUBRY et Bernard-Alex GAÜZÈRE, *La France et ses médecins en Extrême-Orient du XVIe au milieu du XXe siècle*, 2022.
Michel E. BERTRAND, *La cardiologie interventionnelle. Histoire et évolution*, 2022.
Pierre AUBRY et Bernard-Alex GAÜZÈRE, *La France et ses médecins dans les océans Indien et Pacifique du XVIe au XIXe siècle*, 2022.
Xavier RIAUD, *Aux origines de l'odontologie médico-légale. Des « Sherlock Holmes » français…*, 2022.
Dominique LE NEN et Frédéric DUBRANA (dir.), *La médecine… art ou science ?*, 2022.
Pierre AUBRY et Bernard-Alex GAÜZÈRE, *La France et ses médecins aux Amériques du XVIe au XIXe siècle*, 2021.
Frédéric DUBRANA, *La naissance de la médecine opératoire en Occident. De Hammourabi au concile de Latran*, 2021.
Patrice PINET, *Les philosophes, la maladie et la médecine de Hegel à Michel Foucault*, 2021.

Corinne Becker et Michel A. Germain

Guérir du lymphœdème

Histoire et avancées médicales

Préface du Pr Michel Merle

L'Harmattan

Autres publications de Michel Germain

René Leriche, pionnier de la chirurgie vasculaire, Glyphe (éd.), Coll. Société, histoire et médecine, Paris, 2008. Prix littéraire du Medec, 2010.

La microchirurgie dans le monde, Glyphe (éd.), Coll. Société, histoire et médecine, Paris, 2011.

L'épopée des gants chirurgicaux, L'Harmattan (éd.), Coll. Médecine à travers les siècles, Paris, 2012.

Alexis Carrel, un chirurgien entre ombre et lumière, L'Harmattan (éd.), Coll. Médecine à travers les siècles, Paris, 2013.

Musiciens célèbres malades. Pourrait-on les sauver aujourd'hui ?, L'Harmattan (éd.), Coll. Médecine à travers les siècles, Paris, 2013.

Les tables d'opération, de l'Antiquité à nos jours, L'Harmattan (éd.), Coll. Médecine à travers les siècles, Paris, 2016.

Frédéric Chopin (1810-1849), un musicien de génie atteint d'une maladie rare, la mucoviscidose, L'Harmattan (éd)., Coll. Médecine à travers les siècles, Paris, 2018.

C'était mon père. L'émouvant témoignage d'un héros de la Seconde Guerre mondiale. Résistant, évadé de Mauthausen, officier mort pour la France, Fiacre (éd), Paris, 2018.

Autour du violon. Applications à la médecine. Ergothérapie-Musicothérapie, Fiacre (éd), Paris, 2019.

La main du chirurgien, instrument remarquable au service de la médecine, Fiacre (éd.), Paris, 2020.

Médecines antiques des Romains et des Germains : confrontation et analyse, L'Harmattan (éd.), Coll. Médecine à travers les siècles, Paris, 2020.

Enseigner aujourd'hui. Le partage du savoir, Fiacre (éd.), Paris 2021.

La reconstruction du nez. Une longue histoire chirurgicale, L'Harmattan (éd.), Coll. Médecine à travers les siècles, Paris, 2021.

5-7, rue de l'Ecole-Polytechnique, 75005 Paris
http://www.editions-harmattan.fr
ISBN : 978-2-14-027445-9
EAN : 9782140274459

Préface

Il faut remercier Michel Germain et Corinne Becker de nous offrir une expérience de qualité pour apporter une solution aux nombreux patients qui ont développé un lymphœdème.
Je connais les deux auteurs depuis 40 ans, car ils font partie de la première génération de microchirurgiens qui ont développé avec passion et une grande imagination ces techniques à appliquer à différentes pathologies.
Avec acharnement, ils ont contribué à améliorer, voir guérir ces lymphœdèmes qui sont une véritable infirmité. Les auteurs rappellent les différents lymphœdèmes dont il faut différencier les formes iatrogènes des formes congénitales et mettre à part l'éléphantiasis qui est une autre entité. Un chapitre est dévolu au lymphœdème de l'enfant.
L'historique des traitements des lymphœdèmes illustre le long cheminement de la médecine qui développe de manière empirique des procédés aux résultats très aléatoires faute d'une connaissance approfondie de l'embryologie et de la physio-pathogénie. Depuis des siècles, les plus grands noms de la médecine ont piétiné devant ces impasses thérapeutiques.
Une fois encore, c'est l'accumulation de nouvelles techniques d'imagerie (lymphoscintigraphie, lymphographie à l'indocyanine, l'IRM 3D), des études biochimiques et l'apport des techniques microchirurgicales qui vont conduire à des traitements d'une grande logique.
L'acharnement de Corinne Becker à mettre au point le concept de transfert d'unités ganglionnaires lymphatiques vascularisées a transformé le devenir de ces patients aussi bien pour les membres inférieurs que pour les lymphœdèmes des membres supérieurs après mastectomie.
Elle a vécu, à ses débuts, un long cheminement solitaire. Les anciens ont en effet essuyé avec constance un tel niveau d'échec en raison de techniques qui ne reposaient sur aucun fondement physio-pathogénique qu'ils ne pouvaient imaginer ce qu'apporterait une unité vasculaire transférable par technique microchirurgicale. Avec le recul, elle a précisé les limites de la méthode en définissant l'unité ganglionnaire qu'il convient de prélever sans créer d'autres lésions iatrogènes. Elle insiste également sur l'importance des tissus scléreux

profonds et superficiels qui a permis la restauration des circuits lymphatico-veineux.

Le lecteur découvrira à travers le raffinement de la technique opératoire la nécessité de s'initier à cette technique qui doit être pratiquée régulièrement. Il ne peut être question ici de séries d'apprentissages. Le compagnonnage auprès des auteurs est un cheminement obligatoire pour tous les chirurgiens qui voudront entreprendre ces protocoles.

Lorsque le système lymphatique est développé et se prête à des anastomoses lymphatico-veineuses, c'est indiscutablement une orientation thérapeutique à développer. Nous entrons ici dans l'ultra-microchirurgie où il faut réaliser des anastomoses sur des lymphatiques de quelques dixièmes de millimètre de diamètre. Le lymphatique se déchire facilement au passage de l'aiguille. Il conviendrait au moment de la microsuture de densifier la paroi du vaisseau par cryogénie ou par plastination.

Par ailleurs, la pression dans les lymphatiques est souvent négative à l'état normal et faiblement positive dans un lymphœdème, ce qui expose à l'obstruction si la contre-poussée veineuse s'oppose à l'écoulement de la lymphe. Plusieurs équipes asiatiques ont entrepris ce développement des anastomoses lymphathico-veineuses aussi bien sur le plan expérimental que sur le plan clinique.

Avec beaucoup d'objectivité, Corinne Becker et Michel Germain présentent leurs résultats qui valident leur choix thérapeutique.

Ce magnifique travail se termine par un chapitre sur la génétique et le lymphœdème rédigé par Alain Philippon qui laisse entrevoir de formidables possibilités pour intervenir entre autres sur la lympho-angiogenèse.

Ce travail vient combler un grand vide dans nos connaissances du lymphœdème et de l'éléphantiasis. Il démontre une fois de plus que c'est l'accumulation des connaissances provenant de différentes spécialités qui a permis de réaliser ces nouvelles approches thérapeutiques pour le plus grand bénéfice des patients.

De plus, les biotechnologies vont indiscutablement contribuer au rétablissement des circuits lymphatico-veineux.

Professeur Michel Merle
Membre de l'Académie nationale de chirurgie
Membre correspondant honoraire de l'Académie nationale de médecine

Avant-propos

Le lymphœdème est une affection chronique du système lymphatique. Ce livre est l'objet d'une réflexion multidisciplinaire. Il se veut un véritable espoir pour les femmes et les hommes atteints de lymphœdème, une affection redoutable.

Le livre comporte six parties originales.

- Le lymphœdème.

Il convient au début de ce livre d'expliquer ce qu'est le lymphœdème et son évolution effrayante : l'éléphantiasis.

Nous aborderons la description du lymphœdème et de l'éléphantiasis, qu'ils soient primitifs, donc essentiellement congénitaux, ou iatrogènes, c'est-à-dire postopératoires, après traitements chirurgicaux de cancers, souvent suivis de radiothérapie (seins, gynécologiques, urogénitaux et d'autres maladies, comme la maladie de Hodgkin traitée).

- À propos des enfants.

Traiter le délicat sujet du lymphœdème de l'enfant est une priorité. Il faut opérer ces enfants le plus tôt possible pour obtenir non seulement les meilleurs résultats possibles et la guérison, mais aussi pour la qualité de vie de ces petits, de leur maman et de leurs proches.

- Historique des traitements du lymphœdème.

On retrouve la trace de cette affection dès l'Antiquité. Les connaissances sur cette affection ont été longues à se dessiner. Il faut attendre le XVIIe siècle de notre ère pour connaître l'anatomie du système lymphatique. Ce chapitre est illustré par les portraits que nous possédons des principaux médecins qui ont contribué à son traitement.

- Anatomie et embryologie du système lymphatique.
- Nouveaux concepts.

L'imagerie médicale s'est considérablement améliorée, bénéficiant de la multidisciplinarité technologique. Grâce au développement de la lympho-IRM, outil indispensable et en constante progression, nous découvrons, après les images de tout un membre, la possibilité de centrer précisément les images sur la région axillaire ou inguinale, ou sur les transplants ganglionnaires réalisés. La lymphoscintigraphie, sans l'abandonner, a l'inconvénient majeur de donner des images imprécises. Le test au vert d'indocyanine permet en peropératoire de contrôler la perméabilité des microanastomoses des transplants de ganglions lymphatiques et de visualiser les ganglions lymphatiques transplantés. Les microscopes opératoires actuels permettent de réaliser ces prouesses grâce au SPY. L'image est transmise sur l'écran, permettant au personnel de la salle d'opération (anesthésistes, infirmiers et infirmières, collaborateurs) de voir le colorant vert d'indocyanine traverser les microanastomoses vasculaires, puis de réaliser l'opacification des ganglions lymphatiques. La biochimie actuelle est précisée avec ses progrès.

La nouveauté réside dans la microchirurgie et les transplants ganglionnaires prélevés essentiellement à trois endroits (cervical, thoracique externe et inguinal). Ce dernier présente la particularité d'un siège nécessitant des précautions importantes pour éviter des conséquences iatrogènes sur les membres inférieurs. Outre la connaissance parfaite de l'anatomie par le chirurgien, une dextérité manuelle est indispensable. Les transplants de ganglions lymphatiques peuvent être associés à des lambeaux musculo-cutanés, autorisant ainsi la reconstruction du sein après exérèse pour cancer et curage ganglionnaire.

En plus de ces transplants ganglionnaires, les dérivations lymphatico-veineuses sont abordées avec des indications précises.

Il faut distinguer les lymphœdèmes hypoplasiques qui nécessitent les transplants ganglionnaires, des formes hyperplasiques qui peuvent justifier des anastomoses lymphoveineuses. En effet, ces formes hyperplasiques sont pourvues de nombreux ganglions lymphatiques et ils ne nécessitent donc pas de transplantations ganglionnaires. La combinaison des techniques est explicite : on réalise une excision tissulaire des replis cutanés associée à la liposuccion.

- Quid du futur ?

C'est la combinaison fondamentale des techniques à connaître et à appliquer par les chirurgiens du lymphœdème. La génétique, sujet attrayant et ô combien prometteur, permettra, nous en sommes convaincus, dans un avenir proche, d'avoir un meilleur contrôle de cette affection redoutable. Il en a été ainsi de nombreuses autres affections, telle la mucoviscidose. La génétique a permis une meilleure connaissance de cette affection, une amélioration considérable de la qualité de vie des patients. La régénération tissulaire et vasculaire, sujet majeur du futur est abordée avec sagesse.

Ce livre se veut un message d'espoir. Rétablissement et qualité de vie normale sont possibles pour tous ces patients atteints d'un lymphœdème. C'est un message de guérison pour les patients, les statistiques le confirment. Ce livre se veut également un hommage au travail incessant, admirable et considérable, de la professeur Corinne Becker. Elle est une femme chirurgienne remarquable qui a su croire en la guérison du lymphœdème et même l'anticiper.

Comment nous sommes-nous connus ? Outre le fait que nous faisons partie des pionniers de la microchirurgie en France, nous avons décidé, il y a vingt ans, de former une clinique du lymphœdème à Paris et nous avons continué. Nous avons publié ensemble de nombreux articles et chapitres de livre.

Pour finir, il ne faut plus laisser les patients se désespérer face à une qualité de vie qui peut devenir exécrable et sachant qu'une transformation maligne est possible. Ils peuvent être pris correctement en charge aujourd'hui. En cas d'échec de la kinésithérapie, les autogreffes ganglionnaires sont très efficaces, mais demandent une très haute technicité et une excellente connaissance anatomique. Une chance de guérison dans plus de 50 % des cas est possible. Les anastomoses sont difficiles à réaliser et ne fonctionnent que dans lymphoveineuses certains cas bien précis, à savoir les hypertrophies canalaires et les lésions du canal thoracique, mais il ne faut pas qu'ils soient fibrosés, donc dans des cas peu avancés. Une contention élastique des membres à vie est nécessaire. Les mini-liposuccions peuvent permettre d'améliorer l'aspect esthétique, lorsqu'il y a une transformation en lymphœdème.

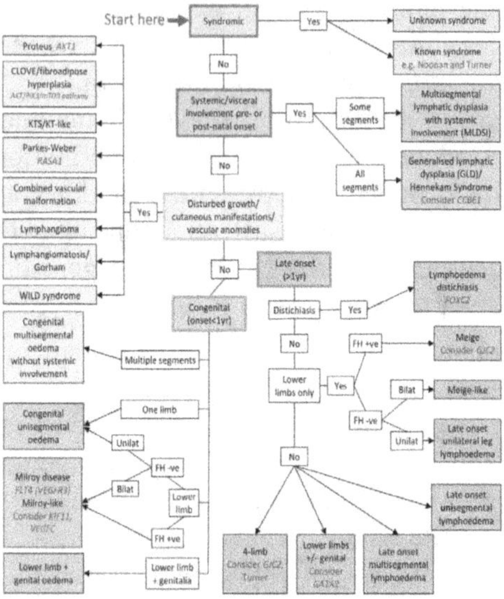

Tableau des anomalies génétiques pour le lymphœdème primaire, avec le nom des maladies et les localisations (© Corinne Becker).

<u>Références bibliographiques :</u>

Assouad J., Becker C., Hidden G. & Riquet M., « The cutaneo-lymphnode flap of the superficial circumflex artery. », in *Surg. Radiol. Anat.*, 2002 : 24 ; 87-90.

Becker C., Hidden G. & Pecking A., « Transplantation of lymphnodes : an alternative method for treatment of lymphedema. », in *Progress in Lymphology*, 1990 : XI ; 487-493.

Becker C. & Hidden G., « Transferts de lambeaux lymphatiques libres. Microchirurgie et étude anatomique. », in J. Mal. Vasc., 1988 : 13 ; 119-22.

Becker C., Bourgeois P., Goffin D., Hidden G., Mathoulin C., Maurage H. & Pecking A., « Free Lymphatic Transplantation. », in *Vth International congress of hand surgery*. Paris. 244. 1992.

Becker C., « Les transferts lymphatiques. », in *Annales de Chirurgie Plastique Esthétique*, Paris, 2000.

Becker C., « Anatomie du système lymphatique du membre supérieur et conséquences thérapeutiques. Enseignement de la chirurgie de la main. », in *Cahier d'enseignement de la Société française de la chirurgie de la main*, Elsevier (ed.), 2001, 27-33.

Becker C. & Gilbert A., « Free vascularized lymphatic node transplantation for lymphedema. Bone and Skin Disorders » edited by Raoul Tubiana and Alain Gilbert, in *Surgery of disorders of the hand and upper extremity*, M. Dunitz (ed.), U. K., 2002, 541-7.

Becker C., Assouad J., Riquet M. & Hidden G., « Postmastectomy lymphedema: long-term results following microsurgical lymph node transplantation. », in *Ann. Surg.*, 2006 : 243 ; 313-5.

Becker C. & Riquet M., « Pain and lymphedema. Results of lymphnodes transplants on pain. », in *Breast Revue*, 2012.

Becker C., Constance M. & Riquet M., « Microlymphatic Surgery for the Treatment of Iatrogenic Lymphedema. », in *Clinics of Plastic Surgery*, 2012 : 386-392.

Becker C., Arrive L. & Saaristo A., « Surgical Treatment of Congenital Lymphedema. », in *e-mémoires de l'Académie nationale de chirurgie*, 2012 : 11 (1) ; 017.

Becker C., « The Breast. », in *www.elsevier.com/locate/breast*, 2008 : 17 ; 472-476.

Becker C., Duc Nhat Minh P., Assouad J., Badia A., Foucault C. & Riquet M., « Postmastectomy neuropathic pain : Results of microsurgical lymph nodes transplantation. Reconstruction simultanée du sein avec traitement du lymphœdème par transplant microchirurgical. Reconstruction of the breast combined with treatment of lymphoedema by microsurgical transplant. » 2006.

Bourgeois P., Munck D. & Becker C., « A three phase lymphoscintigraphic investigation protocol for evaluation of lower limb oedema. », in *European Journal of Lymphology*, 1997 ; 6.

Le lymphœdème

Les lymphœdèmes sont le résultat d'une perturbation du système de transport lymphatique, menant à une accumulation de liquide lymphatique riche en protéines dans l'espace interstitiel. L'accumulation de liquide lymphatique se manifeste par un œdème mou, observé dans le lymphœdème précoce qui va durcir progressivement à cause de la fibrose liée à l'inflammation chronique et aux infections. Dans la classification internationale, il existe deux types de lymphœdème : iatrogènes, acquis. Les secondaires sont des lymphœdèmes secondaires à des interventions chirurgicales importantes souvent suivies de radiothérapie. Ces derniers s'observent surtout en Occident et surviennent avec les séquelles des traitements anticancéreux (exérèse suivie de radiothérapie : seins, hystérectomies, prostatectomies, affections génito-urinaires, maladie de Hodgkin traitée et les lymphœdèmes primitifs, ou congénitaux, génétiques). Les premières descriptions précises ont été faites par des médecins du XVIIe siècle.

La sévérité du lymphœdème peut requérir différents traitements, en fonction de son aspect et de son origine. Sa compréhension débute par une consultation : histoire et examen physique pour établir un diagnostic correct, et un plan de traitement. La progression du lymphœdème de l'extrémité est le fruit de deux mécanismes :

- L'accumulation de liquide lymphatique conduit à une réponse inflammatoire qui cause une augmentation de l'activation des fibrocytes.
- Les dépôts de graisse se développent lorsque la pression oncogène est telle que toutes les macromolécules (protéines et graisses) passent à travers les pores des canaux lymphatiques, qui sont ouverts à cause de l'inflammation chronique, et se déposent localement.

Cliniquement, les patients développent un tissu sous-cutané, très inflammatoire progressant vers l'augmentation de volume et la fibrose. Les facteurs de risque pour développer un lymphœdème après le traitement d'un cancer sont l'obésité, l'infection et un traumatisme. Dans cette affection, en plus de la diminution de la lymphe, la réponse immunitaire est diminuée. Il existe une augmentation de la susceptibilité à l'infection aux extrémités.

- Les lymphœdèmes iatrogènes, secondaires

Lors du traitement oncologique, outre l'exérèse de la tumeur, une adénectomie (curage ganglionnaire) est souvent associée à de la radiothérapie. Dans les cancers mammaires, les ganglions, qui drainent le sein autour de la veine axillaire, doivent parfois être réséqués dans les formes avancées. Le lymphœdème apparaît dans 40 % des cas dans les années qui suivent. Même avec la technique du ganglion sentinelle, le lymphœdème peut survenir dans 14 % des cas. Il en va de même dans les hystérectomies élargies, prostatectomies pour cancers, et exérèse de toutes les tumeurs malignes de l'aine (mélanomes, sarcomes, etc.). Les chaînes ganglionnaires sont enlevées largement et la radiothérapie pelvienne achève la « stérilisation » de la tumeur. Les jambes vont commencer à gonfler doucement. On note que le lymphœdème est parfois la conséquence de gestes d'allure bénigne comme les crossectomies de la veine saphène interne, les cures de hernies inguinales et l'exérèse de lipomes ou le lifting esthétique. Il est logique alors après adénectomie de pouvoir recréer l'anatomie en réimplantant un groupe de ganglions vascularisés. Ces ganglions transplantés sont vivants grâce aux connexions de l'artère et de la veine à des vaisseaux similaires au niveau du site receveur. Ils fonctionnent comme à l'endroit d'où ils viennent : filtration des germes (immunité renforcée), des maladies et du liquide extracellulaire, en général. Par ailleurs, ils pompent ce liquide et ont des échanges avec le sang veineux. Lors des transplantations ganglionnaires, seules des anastomoses artérielles et veineuses sont réalisées. Le rétablissement lymphatique se fait grâce aux hormones de croissance : les ganglions aspirent les canaux lymphatiques sous-jacents. En effet, ils contiennent des hormones trophiques (VGEF C3) et des cytokines dans la graisse qui les entoure (Saaristo).

L'autogreffe c'est-à-dire la transplantation de ganglions est une technique qui a une logique certaine : remplacer les ganglions qui ont été enlevés et irradiés, induire la formation de nouveaux canaux lymphatiques et combattre les infections chroniques.

L'intervention ne comporte pas de rétablissement lymphatique chirurgical : il se fera grâce aux facteurs de croissance vasculaires. Cette intervention a fait ses preuves (plusieurs milliers de cas sur une vingtaine d'années par Corinne Becker) et elle est réalisée actuellement dans le monde par quelques microchirurgiens avec des résultats superposables. La technique est difficile et demande une bonne connaissance anatomique ainsi qu'une excellente habileté technique (microchirurgie).

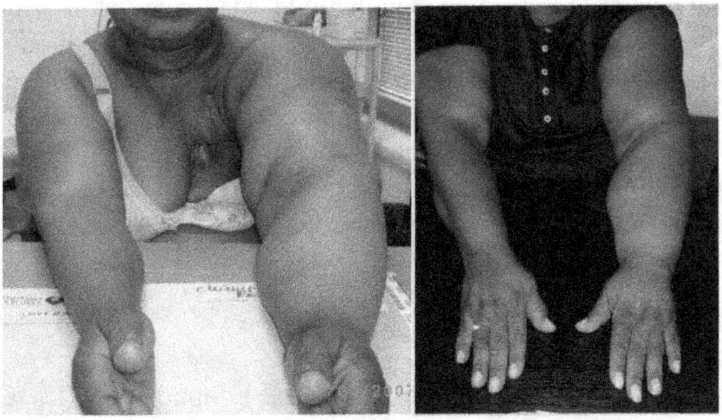

Lymphœdème postopératoire du membre supérieur gauche après mastectomie et curage axillaire. Résultat un an après transplantation de ganglions lymphatiques dans cette région

(© Corinne Becker).

- Les lymphœdèmes congénitaux, primitifs

Ils peuvent se présenter sous plusieurs formes dont deux types principaux :

- Les hypoplasies des ganglions et/ou des canaux lymphatiques, donc sans ganglion lymphatique.
- Les hyperplasies avec des canaux lymphatiques dilatés, une anarchie du système lymphatique, et la présence de ganglions lymphatiques.

Il existe aussi les syndromes qui englobent plusieurs types de malformations qui se juxtaposent. L'autogreffe ganglionnaire peut restaurer le drainage du membre dans les formes hypoplasiques congénitales, pour plusieurs raisons, en particulier les nœuds (ganglions) implantés contiennent des facteurs de croissance lymphatique (VGEF3). Ils pompent le liquide stagnant et sont des « stations » d'échanges entre les systèmes veineux et lymphatiques. Les formes hyperplasiques et les lésions du canal thoracique peuvent bénéficier de shunts lymphoveineux, car les ganglions lymphatiques existent et cela ne nécessite pas d'apporter des ganglions : ils sont présents. Ces anastomoses lymphatico-veineuses permettent, grâce à l'ultramicrochirurgie, de réaliser des bypasses sur les obstacles, sur le canal thoracique ou de raccourcir les sinuosités du système lymphatique, et d'envoyer la lymphe dans le sang veineux, à condition que la pression lymphatique soit supérieure à la pression veineuse. Ceci ne peut être réalisé que si une pression externe par des contentions élastiques est exercée. Les formes correspondantes seront améliorées par des liposuccions, qui sont des sculptures sélectives dans les zones externes, et pour respecter les canaux lymphatiques internes existants.

- L'éléphantiasis

L'éléphantiasis est l'évolution ultime du lymphœdème. Le terme d'éléphantiasis désigne les formes avancées de lymphœdème. Elle désigne des affections variées, distinguées les unes des autres en ajoutant au mot éléphantiasis un autre terme, tel qu'éléphantiasis des Arabes, éléphantiasis de Cayenne, éléphantiasis des Grecs, éléphantiasis des Indes, éléphantiasis de Java. En Grèce antique, Hippocrate, puis Aristote décrivent un liquide transparent (sanies). Les médecins romains sont favorables aux anatomistes comme Herophilis et Euristratus.

Il faut insister sur la filariose, maladie déterminée par la filaire. Ce sont des parasites de l'ordre des nématodes transmis par des taons et produisant des œdèmes, ou par des parasites présents dans l'eau. Ces parasites provoquent des lymphœdèmes. Les premières descriptions de « grosses jambes » remontent à l'Antiquité[1] et se poursuivent jusqu'à la Renaissance, tant en Occident qu'en Orient. Ce n'est qu'au XVIIe siècle, avec la découverte du système lymphatique, qu'un lien s'établit entre des jambes augmentées de

---

[1] Elles sont retrouvées sur des sculptures en terre cuite ou sur des bas-reliefs.

diamètre et ce système. Les premières descriptions précises sont celles des lymphœdèmes secondaires avec lymphangites infectieuses. Lorsqu'un dysfonctionnement lymphatique survient dans l'organisme, les lymphœdèmes apparaissent. Actuellement ces infections sont rares en raison de l'antibiothérapie prophylactique. Le lymphœdème comme on l'entend représente la forme clinique et donc macroscopique de l'insuffisance du système lymphatique. Le gonflement d'une partie du corps est lié au défaut de drainage des molécules de haut poids moléculaire non résorbées. Leur stagnation dans le système interstitiel retient en excès les molécules d'eau hors du système capillaire sanguin. La chronicité de l'insuffisance lymphatique est responsable de l'apparition de fibrose et de transformation adipeuse. À ce stade, l'insuffisance infraclinique existe, elle sera diagnostiquée par la lympho-IRM. Les vaisseaux lymphatiques sont apparus dans les espèces animales : les poissons, les reptiles, les batraciens, les oiseaux, puis les mammifères, mais nous ne possédons pas de réelles descriptions de ces pathologies.

Chez l'homme, les lymphœdèmes des membres et du scrotum ont été soigneusement décrits très tôt. Ils ont été découverts avec l'étude du système lymphatique. Si les études du lymphœdème datent du XVIIe siècle, les pathologies lymphatiques ont intéressé les médecins dès le début du XVIIIe siècle.

- *Dans la classification,*

En pratique, lymphœdème signifie augmentation de volume d'un segment du corps lié à des anomalies du système lymphatique. Il existe deux types de lymphœdèmes : iatrogènes ou acquis, secondaires à des interventions chirurgicales, et ceux primitifs ou congénitaux. Le lymphœdème n'est pas une maladie menaçant la vie des patients. Cependant, il cause des tourments physiques, fonctionnels, émotionnels et sociaux qui en excèdent la sévérité.

Le diagnostic de lymphœdème est basé sur des signes cliniques chez les patients. L'histoire du patient doit inclure l'âge, les épisodes inflammatoires, les traitements médicaux et chirurgicaux entraînant un lymphœdème secondaire, les éventuels voyages dans les pays tropicaux en raison de l'existence de la filaire, également l'œdème momentané du membre affecté et l'histoire familiale. Le lymphœdème est un état chronique. Quand les grosses molécules retiennent l'eau dans l'espace interstitiel entraînant des modifications tissulaires, c'est-à-dire un épaississement ferme progressant vers la croissance et la fibrose du tissu sous-cutané et une augmentation de l'épaisseur de la peau, c'est la stase.

Le diagnostic du lymphœdème est basé sur quelques notions :

- dans le lymphœdème congénital des membres inférieurs, celui-ci est généralement unilatéral. La présence de varicosités avec une insuffisance veineuse n'exclut pas le lymphœdème simultané.

Le lymphœdème est une pathologie indolore, sauf en cas de complication. Seul, le gonflement du membre est gênant. Toutefois, le développement aigu de l'œdème peut entraîner de la douleur par distension tissulaire. La plainte des malades n'est pas directement liée au volume du membre. Il existe des signes de lymphœdème.

- Le signe de Stemmler :

Les plis cutanés à la base des orteils et des doigts sont dus à l'épaisseur de la peau. L'accumulation de tissus est une grande spécificité pour le diagnostic de lymphœdème. Il est absent lorsque le lymphœdème débute à la racine du membre tel que dans le lymphœdème secondaire, dans l'hypoplasie proximale, la compression par cancer.

- Le signe du godet :

Il est présent dans la plupart des œdèmes de différentes étiologies. La présence et l'intensité du signe du godet dans le lymphœdème sont liées au pronostic et reflètent les altérations tissulaires.

- D'autres signes de stase de lymphe doivent être recherchés :

Les changements cutanés comme une coloration rouge, l'hyperkératose, la papillomatose, les vésicules de lymphe, la décoloration jaune des ongles.

Les lésions interdigitales sont causées par les champignons. Elles doivent être traitées et, si des ulcérations cutanées surviennent, cela est dû à une insuffisance veineuse ou à un cancer cutané.

Le lymphangiosarcome peut s'observer dans les lymphœdèmes anciens. Cette évolution est rare et fatale dans le lymphœdème secondaire. Des taches pourpres de la peau, l'augmentation de l'œdème et la douleur caractérisent cette complication.

À tout âge, peuvent survenir des signes associés :

. Le lymphœdème peut exister avec des malformations d'autres organes, dont certaines maladies (cancer, maladies neurologiques, pulmonaires, cardiaques, rénales et métaboliques).

. le lymphœdème congénital est souvent secondaire à des mutations génétiques.

. les syndromes de Milroy, de Meige, le syndrome des ongles jaunes sont des maladies héréditaires comportant un lymphœdème. Celui-ci est un signe important.

. le syndrome de Turner (XO) est observé auprès du sexe féminin, caractérisé par un nanisme, avec aspect infantile, une aplasie totale des ovaires et un ensemble de malformations du thorax, de la face, du cou, un ptosis, un hypertélorisme.

. des affections cardiaques, des retards mentaux, des troubles rénaux peuvent accompagner les lymphœdèmes congénitaux.

. des malformations faciales, avec fente palatine, des troubles de la vision peuvent être observés.

. des varicosités, des colorations du tronc et des membres, des naevi, des longueurs inégales des membres, des doigts, des orteils, des malformations génitales sont souvent associées.

. le statut nutritionnel peut être rattaché à des lymphangiectasies intestinales et des épanchements chyleux pleural ou péritonéal.

. le syndrome de Milroy est dû à une mutation dans le locus 5q35.3, le gène qui encode VEGFR-3. Il présente une variété d'œdème chronique blanc, dur, indolore, siégeant le plus souvent au niveau de l'un ou des deux membres inférieurs. Il serait dû à une malformation des lymphatiques. Ces patients ont des œdèmes des membres inférieurs associés à un œdème génital.

. la description originale n'associe pas cette forme de lymphœdème congénital avec d'autres anomalies.

. la maladie de Meige affecte les membres inférieurs et apparaît durant la puberté et la mutation est encore inconnue. C'est une variété d'œdème chronique blanc, dur, indolore. Un ou les deux membres inférieurs sont touchés.

. le syndrome distichiasis est accompagné de troubles cardiaques, fente palatine, ptosis, anomalies visuelles, ongles jaunes. Le gène responsable de ce syndrome a été identifié au locus q24 du chromosome 16.

. des malformations vasculaires complexes existent : les syndromes de Proteus et de Klippel-Trenaunay, syndrome apparaissant dans l'enfance ou l'adolescence caractérisée par l'hypertrophie d'un membre portant sur le squelette, avec varices et angiomes plans.

. l'éléphantiasis a deux origines : elle est soit iatrogène, soit primitive. C'est le stade ultime du lymphœdème. Il convient de rappeler les stades cliniques du lymphœdème.

Les lymphœdèmes primaires et secondaires ont des stades cliniques en partie réversibles qui touchent les patients différemment du point de vue physique, émotionnel et psychologique.

Les stades cliniques rapportés par l'International Society of Lymphology inclut trois stades cliniques : I, II, III, mais récemment la classification italienne inclut l'aspect préclinique des types primaires et secondaires de lymphœdème.

- Le stade préclinique est appelé stade 0. Le stade 0 se réfère à une condition latente ou sous-clinique.
- Le stade I représente une accumulation de lymphe avec une articulation majeure gonflée. L'œdème régresse avec l'élévation du membre. Des marques cutanées en nid d'abeille peuvent exister.
- Le stade II signifie que l'élévation seule du membre réduit rarement le volume du membre et les marques en nid d'abeille sont présentes. Deux articulations sont atteintes.
- Le stade III représente l'éléphantiasis où les marques cutanées en nid d'abeille sont absentes et les signes trophiques de la peau se modifient, tels que l'acanthosis, les dépôts graisseux. Trois articulations majeures sont gonflées.

La sévérité de ces stades est basée sur les différences de volume des membres : minime (inférieur à 20 %), modéré (20 à 40 % d'augmentation), sévère (supérieur à 40 % d'augmentation du membre). Les éléphantiasis se compliquent de lésions inflammatoires chroniques et de complications infectieuses avec le risque de dégénérescence néoplasique.

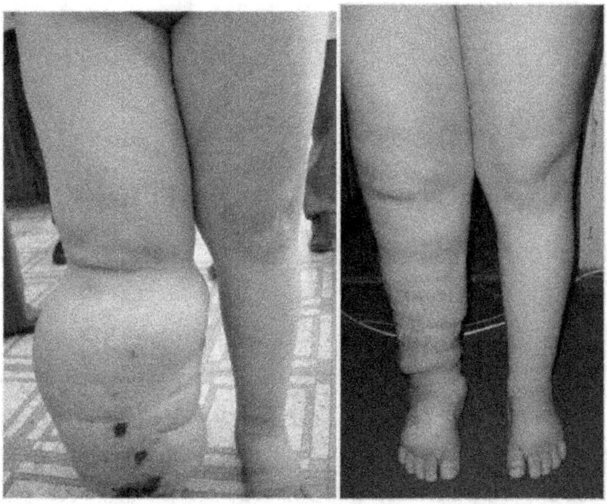

Femme de 28 ans souffrant depuis la puberté d'éléphantiasis de la jambe droite avec des infections chroniques. Résultat six mois après la transplantation de ganglions lymphatiques, combinée avec l'excision de plissements de la jambe (© Corinne Becker).

La progression du lymphœdème dans le membre est le résultat de deux mécanismes :

1- l'accumulation de liquide lymphatique conduit à une réponse inflammatoire qui cause une augmentation de l'activation des fibrocytes.

2- le dépôt de graisse survient lorsque les lymphatiques non fonctionnels sont incapables de transporter les molécules de graisse issues de l'intestin.

Cliniquement, les patients développent un tissu sous-cutané ferme progressant vers la croissance et la fibrose.

Dans un suivi de vingt années des patientes avec un cancer traité par mastectomie et curage ganglionnaire axillaire, 49 % ont rapporté la sensation de lymphœdème du bras. Et 77 % des patientes sont diagnostiquées dans la période de 3 ans suivant le traitement du cancer du sein et les autres patientes développent un lymphœdème avec un taux d'environ 1 % par an après 3 ans.

Un quart des patientes développent un lymphœdème après le traitement du cancer du sein et un curage ganglionnaire. Un long suivi est nécessaire pour connaître l'évolution vers un éventuel lymphœdème. L'incidence du lymphœdème après chirurgie de cancer du sein varie entre 24 % et 49 % après mastectomie et entre 4 % et 28 % après ablation d'une tumeur du sein. Les patientes nécessitant un traitement plus extensif de cancer du sein avec curage axillaire et radiothérapie ont le plus grand risque de développer un lymphœdème. Cependant, même la dissection la moins agressive, dont la simple biopsie du ganglion sentinelle, est associée à une incidence de 5 % à 7 % de lymphœdème du membre supérieur. L'incidence du lymphœdème après traitement d'autres cancers est ainsi évaluée : 16 % pour le mélanome, 20 % pour les cancers gynécologiques, 10 % pour les cancers génito-urinaires, 4 % pour les cancers de l'extrémité cervico-céphalique et 30 % pour les sarcomes.

Les patients nécessitant un curage pelvien et une radiothérapie pour le traitement de cancer hors celui du sein ont un taux de lymphœdème compris entre 22 % et 31 %. Les facteurs de risque supplémentaire pour développer un lymphœdème après le traitement d'un cancer sont l'obésité, l'infection et un traumatisme (Cheng MH). Dans cette affection, en plus de la diminution de la lymphe, la réponse immunitaire est diminuée. Il existe une augmentation de la susceptibilité à l'infection surtout aux extrémités. Cliniquement les patients peuvent développer une cellulite suite à un traumatisme mineur qui serait sans importance en dehors de ce contexte.

Chaque épisode infectieux crée des dommages aux canaux lymphatiques et entraîne un cercle vicieux. Les patients peuvent nécessiter une prophylaxie antibiotique. Le lymphœdème peut conduire à un érysipèle, une lymphangite et même à un lymphangiosarcome. L'érysipèle est une infection streptococcique du derme. La lymphangite est une inflammation des canaux lymphaiques et c'est le résultat d'une infection du site distal du canal lymphatique, par exemple suite à une infection de l'espace interdigital. Le lymphangiosarcome est une tumeur lymphatique rare qui survient en cas de lymphœdème ancien. Le syndrome de Stewart-Treves est un angiosarcome naissant après un lymphœdème postmastectomie. Il a un pronostic extrêmement mauvais avec une survie moyenne de 19 mois.

Quelles sont les possibilités thérapeutiques ?

- Le traitement chirurgical.

Il comporte deux types d'interventions. Les transplantations de ganglions sont indiquées pour les formes hypoplasiques des canaux lymphatiques. Et les anastomoses lymphatico-veineuses sont indiquées dans les formes hyperplasiques des canaux.

- Le traitement conservateur.

La thérapie conservatrice du lymphœdème est la colonne vertébrale pour ralentir la progression de la maladie. Des bandages élastiques sont placés de façon circonférentielle autour de l'extrémité lymphœdèmateuse pour comprimer le fluide hors des tissus et le pousser dans la région proximale du membre pour maintenir la taille de l'extrémité du membre. Des vêtements sur mesure sont placés aux extrémités du membre pour en maintenir la dimension. Le traitement décongestionnant débute généralement avec des massages lymphatiques et des bandages quotidiens pendant plusieurs semaines. Ce traitement est suivi par des massages lymphatiques moins fréquents et des bandages quotidiens pour le reste de la vie.

<u>Références bibliographiques</u> :

Becker C., Assouad J., Riquet M. et al., « Postmastectomy lymphedeme : long-term results following microsurgical lymph node transplantation. », in *Ann. Surg.*, 2006 ; 243 : 313-5.

Becker C., « Anatomie du système lymphatique du membre supérieur et conséquences thérapeutiques. », in *Cahier d'enseignement de la société française de chirurgie de la main*, 2001 : 27-33.

Cheng M. H., Chang D. W. & Patel K. M., *Lymphoedeme surgery*, Elsevier (ed.), 2016.

Lymphœdème chez l'enfant

Le lymphœdème chez l'enfant est chronique. C'est une affection que l'on considère comme congénitale. Chaque groupe d'enfants a ses propres besoins. Si une option chirurgicale est envisagée, le choix habituel chez l'enfant est d'effectuer des anastomoses lymphoveineuses. Le lymphœdème est peu étudié dans la littérature en dépit de son importance liée au jeune âge des patients. C'est une approche orpheline dans le monde médical alors qu'un tiers des lymphœdèmes dans le monde touche la population d'enfants de 0 à 14 ans. Il faut noter qu'un jeune patient avec un lymphœdème primaire a une espérance de vie de 80 ans tandis que la survie avec un lymphœdème secondaire est estimée à 20 ans. Il faut reconnaître et traiter le plus tôt possible les enfants, pour avoir les meilleurs résultats. En effet, les complications secondaires du lymphœdème chronique, tel que le syndrome de Stewart-Treves, peuvent survenir plus fréquemment dans le groupe du lymphœdème primitif, car chez l'enfant, la durée et la sévérité du lymphœdème sont redoutables.

Un ou deux membres inférieurs sont atteints initialement, mais le lymphœdème peut être présent sur n'importe quelle partie du corps. Il est possible que ce soit le manque de développement du système lymphatique superficiel qui entraîne la présence d'un taux élevé de protéines et de lymphe dans l'espace interstitiel.

Le lymphœdème chez l'enfant est un signe et non un symptôme.

C'est un signe de désordre ou de malformation du système lymphatique. L'espace interstitiel est l'endroit où est produite la lymphe. Elle est indispensable à la vie des vertébrés. Tous les lymphœdèmes ont une hypertension du liquide lymphatique. La partie du système lymphatique très importante est celle qui transporte le chyle entre le jéjunum-iléon et la citerne de Pecquet qui va dans le canal thoracique dans la région scapulaire.

Le *lymphœdème primaire, congénital* est un lymphœdème associé à un dysfonctionnement intrinsèque ou primaire du système lymphatique.

Le traitement du lymphœdème congénital des membres doit restaurer la fonction et l'aspect cosmétique. Les ganglions lymphatiques humains expriment un haut niveau de facteur de croissance des vaisseaux lymphatiques VEGF-C qui stimule la lymphogenèse dans le membre traité. Le lymphœdème congénital peut être associé à d'autres malformations et désordres : cancer, maladie du système nerveux central, des poumons, du cœur, des reins et d'autres organes peuvent être associés au lymphœdème. Les affections héréditaires associées au lymphœdème sont la maladie de Milroy, liée à une mutation de VEGFR-c touchant le gène 5q35.3. Cette affection est associée aux œdèmes des membres inférieurs et parfois supérieurs.

Un lymphœdème génital peut être observé. Les vaisseaux lymphatiques sont présents, mais il existe une anomalie de l'absorption de la lymphe. Le syndrome Meige affecte les membres inférieurs et apparaît durant la puberté. C'est une forme de lymphœdème héréditaire, mais la mutation génétique est encore inconnue.

. la distichiasis : ce désordre est associé à une malformation cardiaque, une fente palatine, un ptosis. Dans ce syndrome, les canaux lymphatiques manquent de valves et permettent le reflux de la lymphe. La mutation génétique a été identifiée sur le locus q24-3 du chromosome 16.

. le syndrome des ongles jaunes : c'est un syndrome rare. Le lymphœdème est causé par une hypoplasie lymphatique associée à un épanchement pleural et des ongles jaunes dystrophiques. Le lymphœdème peut être associé à des malformations vasculaires.

Les enfants ayant des formes hypoplasiques sur la lympho IRM sont les candidats idéaux pour la transplantation de ganglions lymphatiques autologues. Lorsque le lymphœdème n'est pas trop évolué, une guérison complète est possible. Les tissus interstitiels avec la fibrose, les malformations des vaisseaux lymphatiques ou des ganglions, l'hypoplasie ou l'hyperplasie surviennent plus fréquemment qu'indiqué dans la littérature dans le lymphœdème primaire, congénital. Le nombre ou la taille des vaisseaux ou des ganglions lymphatiques ne garantissent pas la qualité fonctionnelle. Par ailleurs, quelques dysplasies ne sont pas associées au lymphœdème. Ainsi, le lymphœdème chez l'enfant est un désordre chronique et progressif.

Les syndromes associés au lymphœdème primaire.

Il existe environ 144 syndromes associés au lymphœdème primitif dont 22 sont associés à des malformations lymphatiques :

. syndrome Klippel-Trenaunay-Weber

. syndrome Klippel-Trenaunay-Servelle

. syndrome de Weber

. Proteus syndrome

. Cloves

. Syndromes N1 et N2 incluant le syndrome de Von Recklinghausen.

Le lymphœdème secondaire existe chez l'enfant.

Le lymphœdème secondaire chez l'enfant peut survenir à la suite de beaucoup de causes et de situations incluant :

- Le lymphœdème parasitaire (filariose).

La population à risque est d'environ 1 200 millions d'habitants surtout dans les régions équatoriales.

- La Podoconiose est une maladie régionale dans les aires tropicales volcaniques, en Éthiopie surtout. Elle touche les membres inférieurs et survient suite à l'absorption plantaire de minéraux volcaniques riches en silicates.
- Le lymphœdème post-traumatique avec traumatisme autour du système lymphatique et infection telle que la tuberculose.
- La main bouffie liée à l'abus de drogue.
- Les effets secondaires de médicaments anticonvulsivants.
- Le syndrome du tourniquet.
- Le syndrome amniotique.
- Le désordre collagène.

Les soins aux enfants sont différents et souvent plus complexes que chez l'adulte. Les nourrissons, les enfants, les jeunes, les prépubères ont leurs propres besoins. Malheureusement, la littérature, dans ce domaine, s'est peu penchée sur les soins spécifiques aux enfants. Le lymphœdème chez l'enfant nécessite plus de temps et un espace de santé adapté, des considérations psychologiques spécifiques et une attention toute particulière sur l'aspect social. Le test Porotpur permet de préciser l'inclusion familiale et le test de dessin aide à interpréter la psychologie. Il faut estimer les aspects sociaux comme l'emploi des parents, l'école, les distances pour les soins. Il convient de considérer également que les parents, la mère et le père, sont souvent jeunes lorsqu'ils doivent faire face au diagnostic et aux désordres inattendus de leur enfant. La nature du traitement pour ces enfants peut compromettre la relation du couple. Il faut encourager les parents à s'impliquer et à intégrer les groupes de patients, où patients et familles sont rassemblés et reconnus dans un statut social, et culturel commun. Lorsque le lymphœdème secondaire apparaît, cela nécessite des thérapies médicales et chirurgicales spécifiques. Par exemple, pour prévenir l'érysipèle, il faut prescrire des antibiotiques pendant un an, avec un suivi répété tous les 3 ans. Tous les enfants ayant un lymphœdème avec une hypertension des vaisseaux lymphatiques peuvent bénéficier d'une chirurgie de shunt (anastomose lympho-veineuse). Ceci est recommandé pour les enfants ayant un lymphœdème primaire si l'hypertension lymphatique existe.

Le lymphœdème interstitiel est exclu, mais la chirurgie de shunt (anastomose lympho-veineuse) peut être un bénéfice dans le lymphœdème secondaire. Ainsi, tous les patients ayant un lymphœdème avec un reflux chyleux des membres inférieurs peuvent bénéficier de cette technique. Généralement, plus le reflux est important, meilleur est le résultat.

Un exemple : la liposuccion du tissu graisseux dans le lymphœdème secondaire nécessite un support technique.

Chacune de ces techniques, si elle est appropriée, est à considérer.

Également, l'utilisation de techniques nécessitant une longue anesthésie n'est pas possible, spécialement chez les plus jeunes enfants. L'anastomose termino-terminale ou termino-latérale entre les vaisseaux lymphatiques, ou au niveau des veines, entre des vaisseaux sains n'est pas la même qu'entre des vaisseaux malformés. La technique est plus difficile. De plus, le calibre des vaisseaux d'enfants est différent, souvent plus petit que chez l'adulte.

Le traitement des lymphœdèmes primaires chez l'enfant a pour but une réhabilitation secondaire. Dans cette optique, il est essentiel de suivre les indications du consensus international de la Société internationale de lymphologie. La technique de Vodder est indiquée ainsi que la méthode de Foldi, et il convient de suivre la compression élastique ou des supports légèrement élastiques. Les soins cutanés sont essentiels pour prendre en charge ces enfants. Les pompages séquentiels ne sont pas utilisés en raison de la petite taille des membres et du risque d'appliquer une pression trop élevée. Dans notre expérience (Corinne Becker), la technique la plus fréquente est celle proposée par Olszewski. Il ne faut pas exclure d'autres techniques comme celle proposée par Campisi. Olszewski propose les anastomoses entre ganglions lymphatiques et veines. Elles sont recommandées et la multiplicité des anastomoses est généralement possible, malgré la difficulté d'identifier les ganglions lymphatiques malformés et la fréquence de l'hypertension veineuse, facteurs souvent combinés dans ces syndromes. La chirurgie est utile si les ganglions lymphatiques ne sont pas mobilisés, l'anastomose est latérale et la veine est un vaisseau collatéral avec une pression égale à zéro. Toutefois, il faut que la veine soit protégée par des valves normales.

Du type d'anastomose dépend la longueur de la cicatrice et la réalisation d'une petite biopsie ganglionnaire. S'il existe une hypertension veineuse dans les vaisseaux, il convient d'utiliser un shunt selon la technique de Palma, ou mettre en place de nouveaux circuits comme le syndrome de Cockett ou le syndrome de May-Thurner. Il faut créer, dans un second temps, une anastomose entre la veine et le ganglion lymphatique.

Si la pression veineuse reste élevée, il faut réaliser un shunt Palma pour une anastomose entre un ganglion lymphatique et la veine saphène interne controlatérale. L'avantage est qu'une seule suture est nécessaire.

Au niveau du membre supérieur, il convient d'effectuer le transfert d'une veine jugulaire externe, éventuellement de la veine jugulaire interne, pour diminuer l'hypertension veineuse dans le membre et d'une de ses collatérales pour réaliser l'anastomose du ganglion lymphatique et de la veine dans l'aisselle. Cette technique réalise ainsi une anastomose termino-terminale avec la veine sous-clavière, et éventuellement la veine jugulaire interne pour diminuer l'hypertension veineuse dans le membre. Tous les patients ayant subi une telle procédure chirurgicale doivent bénéficier d'un drainage lymphatique manuel et, durant la journée, d'une compression légère non élastique. Cette technique alternative est recommandée chez les personnes ayant supporté une chirurgie radicale pour cancer, et les quelques patients présentant un syndrome de Klippel-Trenaunay-Servelle avec agénésie ou hypoplasie de la veine sous-clavière.

En conclusion, si on respecte le guide des documents du consensus international fixant la prise en charge du lymphœdème de l'enfant, il convient de prendre en considération le fait que les parents sont jeunes quand on les informe des désordres inexpliqués présentés par leur enfant. Des précautions seront prises avec l'enfant en cas de lymphœdème primaire. Cette affection peut perturber les parents et avoir des effets sur les relations au sein du couple et la stabilité de la famille. Souvent, le traitement vient impacter toute la famille nécessitant l'aide d'une assistance de santé. Le lymphœdème des enfants nécessite un programme de traitement très différent de celui des adultes, car les conditions sont différentes. Au fur et à mesure de la croissance, les malformations et l'hypertension veineuse sont typiques chez l'enfant atteint de lymphœdème. Ces jeunes enfants doivent vivre avec ce désordre pour environ huit décades.

Il est nécessaire d'identifier et de grouper les différents désordres (maladies et syndromes). Pour avoir le meilleur résultat possible, il faut connaître l'histoire de la famille. Le lymphœdème pédiatrique nécessite plus de temps pour les médecins, car il faut prendre en considération les aspects physiques, psychologiques, sociaux et leurs impacts sur le petit patient, et sa famille.

Hypoplasie et hyperplasie surviennent plus fréquemment que la littérature ne l'indique dans le cas du lymphœdème primaire. Il convient de se préparer à reconnaître et à traiter cette affection.

Références bibliographiques :
- Becker C., Arrive L., Saaristo A. & coll., « Surgical treatment of congenital lymphedema. Surgical advances in Plastic Surgery. », in *Clinics in plastic surgery*, 2012 ; 39. 4.
- Campisi C., Bellini C., Campisi C. & al., « Microsurgery for lymphoedema : clinical research and long-term results. », in *Microsurgery*, 2010 ; 3 : 256-269.
- Foldi M., Foldi E., *Foldi 's Textbook of Lymphology for physicians and Lymhoedeme*, LaTherapists (ed.), 3.Mosby Elsevier, 2012.
- Nelligan P. C., Masia J., Piller N. B., *Lymphedema*, CRC Press, 2012.
- Olszewski W. L., *« Microsurgical lymphovenous anastomosis after 45 years follow up and indications. »*, 38th Congress of the European Society of Lymphology, Berlin, June 2012.
- Servelle M., *Pathologie vasculaire. Les affections veineuses. Malformations congénitales des veines des membres*, Masson et Cie, Paris, 1978.

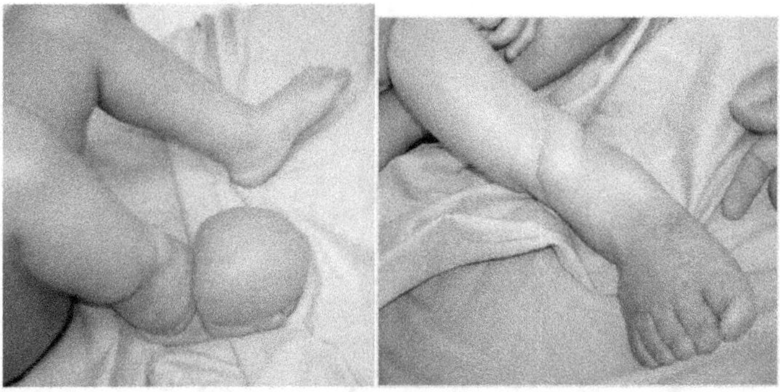

Enfant de quatre ans. Lymphœdème de l'enfant traité par transplantation de ganglions lymphatiques inguinaux prélevés du côté opposé, associée à une résection tissulaire (© Corinne Becker).

Historique des traitements : de l'Antiquité au XXe siècle

Le lymphœdème

Les premières descriptions de « grosses jambes » remontent à l'Antiquité. On en a trouvé des représentations sur des sculptures en terre cuite et sur des dessins de bas-reliefs. On en répertorie jusqu'à la Renaissance, tant en Occident qu'en Orient. Ce n'est qu'au XXVIIe siècle, avec la découverte du système lymphatique, qu'un lien s'est établi entre des jambes augmentées de diamètre et ce système.

Les premières descriptions précises sont celles des lymphœdèmes secondaires avec des lymphangites infectieuses.

Un dysfonctionnement lymphatique survient dans l'organisme et les lymphœdèmes apparaissent.

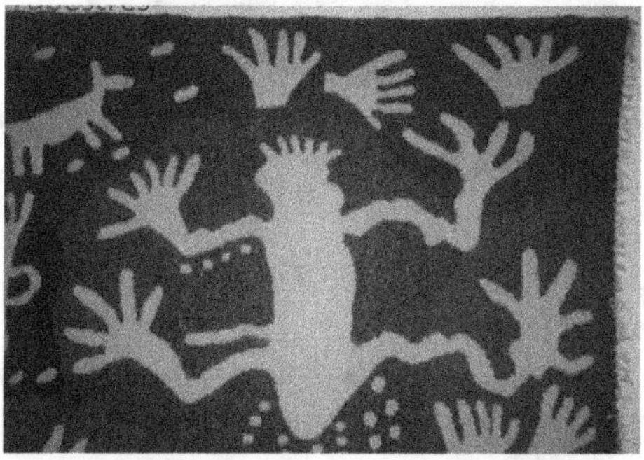

Grand syndrome trisystémique (Proteus) retrouvé dans la mythologie grecque : Poséidon, peinture exécutée sur une paroi rocheuse.

Lymphœdème. Macrodactylie dans des peintures rupestres

(© Corinne Becker. Collection personnelle).

Actuellement, ces infections sont rares en raison de l'antibiothérapie prophylactique. Il existe deux types de lymphœdèmes : les primitifs, congénitaux et les secondaires après chirurgie carcinologique. Ces derniers s'observent surtout en Occident et surviennent avec les séquelles des traitements anticancéreux : exérèse suivie de radiothérapie (seins, hystérectomies, prostatectomies, affections génito-urinaires, maladie de Hodgkin traitée).

Des bas-reliefs de l'Antiquité représentent des personnages avec des membres inférieurs gonflés et recouverts de bandages.

:grand syndrome trisystémique (proteo) retrouvé dans mythologie grecque :poseidon

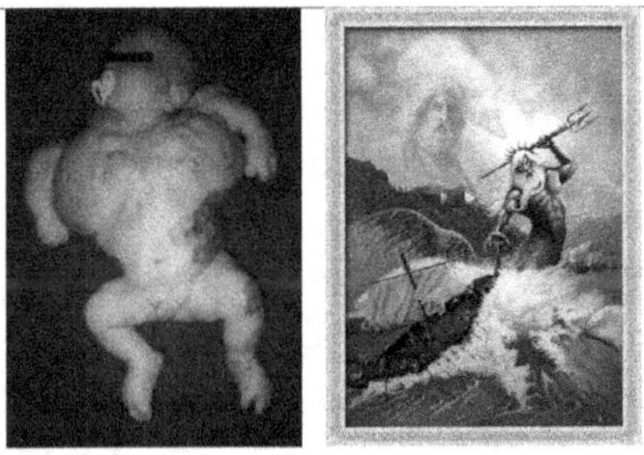

Lymphœdème de la paroi thoracique et mythologie grecque (© Corinne Becker. Collection personnelle).

Au premier siècle avant notre ère, Lucrèce a décrit un état morbide sous le nom de « elephas morbus ». La traduction que l'on peut en faire actuellement est celle de l'éléphantiasis secondaire à une filaire provenant de l'eau infestée. Lucrèce était en effet responsable des eaux du Nil.

Galien (131-201), médecin de Pergame, a décrit, d'après Taroni, l'éléphantiasis du scrotum. Galien est né en 131 de notre ère à Pergame en Asie Mineure, dans une famille de notables. Là se trouve un dieu grec de la médecine, Asclépios. Son père est architecte et sénateur. Il commence des études de philosophie dans sa ville natale, il observe tout jeune les techniques médicales d'anatomie de l'époque, puis reçoit sa formation de médecins à Smyrne. Il entreprend ensuite de nombreux voyages autour de la Méditerranée, à Corinthe et Alexandrie notamment, pendant dix ans pour élargir ses connaissances auprès des médecins les plus réputés.

Distribution geograhique:indiens d'amérique

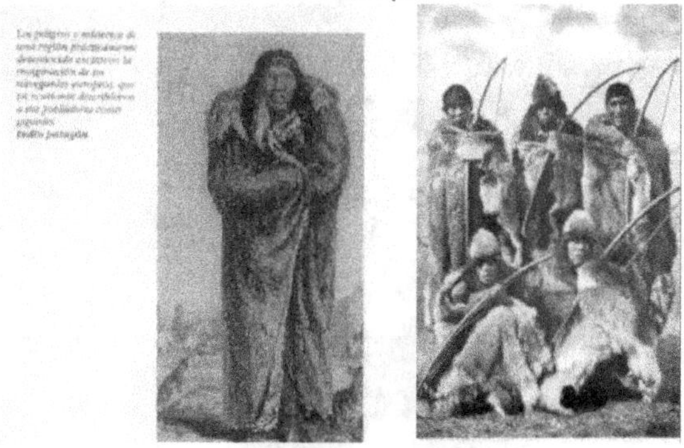

Cancer du sein compliqué de lymphœdème du membre supérieur droit chez une Indienne d'Amérique. Distribution géographique chez les Indiens d'Amérique (© Corinne Becker. Collection personnelle).

Renaissance

- Vesale ,Eustachius, le canal thoracique (1520-74)
- Siècle des expéditions

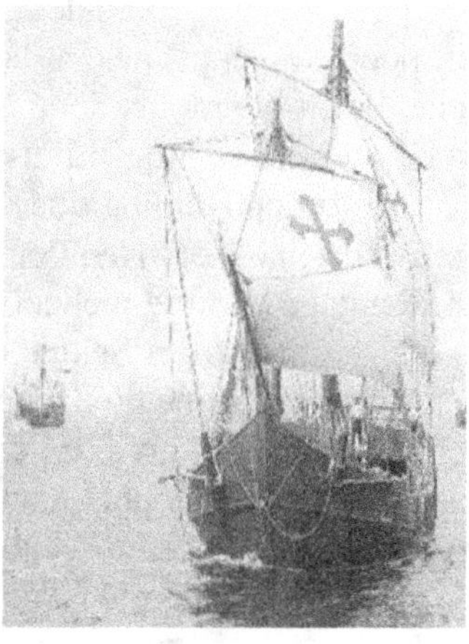

• marcopolo 1547

Elephantiasis
dessiné et sculpté

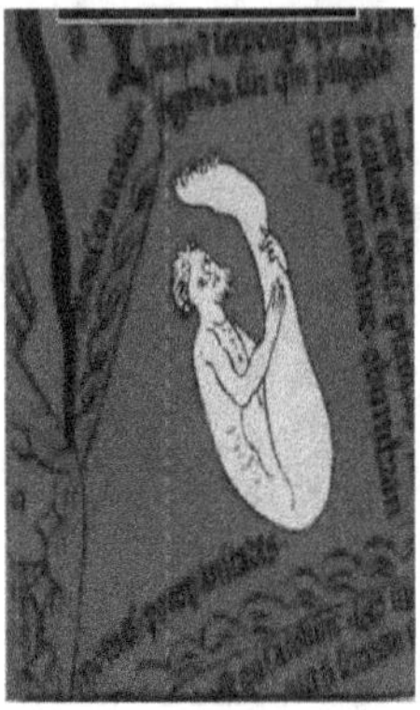

Marco Polo (1547). Éléphantiasis dessiné et sculpté.
C'est le siècle des expéditions. Vésale et Eustachius en 1520 décrivent le canal thoracique (© Corinne Becker. Collection personnelle).

De retour à Pergame en 160, il devient médecin de l'école des gladiateurs ce qui lui permet de faire d'importants progrès en chirurgie. Vers 163, son ambition le pousse à s'installer à Rome où il se rend célèbre auprès des plus hautes personnalités en vue, surtout pour ses capacités à faire un diagnostic médical. En revanche, il semble moins doué pour le pronostic des maladies et pour son enseignement qu'il illustre de dissections, et de démonstrations anatomophysiologiques spectaculaires qui attirent de nombreux curieux. Vers 169, l'empereur romain philosophe, Marc Aurèle, l'engage comme médecin personnel et lui confie la santé de ses fils Commodus et Sextus. Galien passe sans doute le reste de son existence à Rome où il exerce son art auprès de la plus riche clientèle. À Rome, il ouvre un cours public dans le temple de la Paix où se pressent les plus hauts personnages de la cour. C'est devant cet auditoire qu'il dissèque des animaux vivants (chèvres, singes, chiens, porc et même un éléphant). Il réalise aussi des expériences :

- sur le système nerveux et il tente d'expliquer le contrôle des muscles par les nerfs qui partent de la moelle épinière ;

- il observe les fonctions du rein et de la vessie ;

- il identifie sept paires de nerfs crâniens ainsi que les ganglions du grand sympathique ;

- en outre, Galien donne une description des valvules du cœur et constate les différences de structure entre les artères et les veines. Il montre que les artères transportent le sang, ce qui est nouveau, puisqu'une croyance ancienne disait que les artères transportent de l'air. Il montre que le cerveau contrôle la voix, une des expériences consistant à passer un lien autour des nerfs récurrents. Il peut ainsi enlever ou rendre à l'animal l'usage de sa voix, en serrant ou desserrant le lien.

C'est en 165 que se situe un événement de sa vie que certains commentateurs jugent avec sévérité. Galien quitte brusquement Rome sans que les motifs en soient clairement établis.

- A-t-il cédé aux attaques de ses confrères ou à une défaveur de l'Empereur ?

- A-t-il voulu éviter de participer à la guerre qui se préparait contre les Germains ?

- A-t-il fui l'épidémie de peste et de typhus qui sévissait dans la capitale ?

Galien semble avoir fait preuve en l'occurrence d'une certaine faiblesse humaine. Il voyage pendant trois ans, lorsqu'en 168, Marc Aurèle le rappelle et lui demande de reprendre sa place à la cour de Rome.

Il considère l'anatomie comme la base fondamentale de la médecine, mais, ne pratiquant la dissection que sur les animaux, l'autopsie des corps humains étant interdite à l'époque, il énonce des contre-vérités qui ne sont rétablies qu'à la Renaissance. Il se trompe sur les rôles respectifs du foie et du cœur, faisant du premier le centre de la circulation sanguine. Il croit à une communication interventriculaire dans le cœur, que l'utérus humain est bifide et au doublement des voies biliaires.

Par contre, son mépris pour la chirurgie contribue à reléguer cette dernière au rang d'art mineur jusqu'aux travaux d'Ambroise Paré au XVIe siècle. En médecine, il admet que les principales causes des maladies sont la pléthore ou l'excès, la cacochymie ou l'altération des humeurs, la première se combattant par la saignée, la seconde, par les purgatifs. Il prépare la thériaque, le célèbre antidote utilisé par Mithridate. La formule de Galien comporte 70 ingrédients dont le principal est la chair de vipère, ainsi que les opiacés, ce qui en faisait le médicament capable de guérir ou d'atténuer les effets des intoxications et des morsures venimeuses.

Organiciste, il écrit : *« Les lésions des fonctions viennent des parties malades qui les produisent, les maladies des parties organiques qui lèsent les fonctions »*. À partir de là, son diagnostic repose sur l'étude des symptômes. Contrairement à Hippocrate, sa thérapeutique repose sur l'emploi des contraires. Les plantes médicinales tenant dans l'arsenal thérapeutique une place de choix, cette partie de la pharmacopée garde encore le nom de « pharmacie galénique ».

C'est à l'époque de Galien que remontent à Rome les débuts de la Santé publique : fontaines pour la distribution d'eau potable, mise en place d'égouts et de latrines publiques, construction de thermes publics et de valetudinaria qui sont des établissements de soins, à l'usage des vétérans et des infirmes.

Galien prolonge les notions hippocratiques. Il reprend la théorie des humeurs d'Hippocrate qui repose sur les quatre éléments (eau, air, terre, feu) qui, combinés aux quatre qualités physiques (chaud, froid, humide, sec), influent sur les quatre humeurs (le sang, la bile, la pituite et l'atrabile). Il s'y ajoute les quatre tempéraments qui classent les hommes en sanguins (chaleureux et aimables), flegmatiques (lents et apathiques), mélancoliques (tristes et déprimés) et colériques (emportés et prompts à réagir). Galien est également admiré par ses contemporains pour les idées qu'il développe en philosophie et bien sûr sur le lymphœdème. Dans son traité *De l'utilisation des parties du corps humain*, il suit l'approche d'Aristote selon laquelle il n'y a rien dans la nature qui soit inutile.

Selon Galien, l'essence d'une force vitale appelée « pneuma » se manifeste sous trois formes principales : le pneuma physique, le pneuma psychique, le pneuma zootique.

Sa principale contribution à la philosophie a été de mettre en forme le concept selon lequel les objectifs de Dieu sont explicables par l'observation de la nature. La conviction de Galien de l'existence d'un dieu unique, créateur du corps humain, incite l'Église à adopter cette doctrine qui se rapproche le plus des aspirations de ses dignitaires et fait admettre son autorité par l'Église. Ainsi, et pendant longtemps, s'opposer à Galien signifiera s'opposer à l'Église, ce qui explique sans doute son influence quasi constante auprès du corps médical jusqu'au XVIe siècle.

Au plan médical, l'œuvre de Galien se résume en une tentative brillante, mais sans lendemain. Il se pose lui-même comme le successeur et le continuateur d'Hippocrate, et il commente avec pertinence les théories qui l'ont précédé. Mais, convaincu de son infaillibilité, dépourvu de modestie, Galien fait état de sa propre valeur avec complaisance et parfois exagération. On doit à Galien la description du lymphœdème scrotal. N'étant pas chirurgien, il n'a pas tenté d'opérer.

Galien a produit environ 500 textes sur la médecine, la philosophie et l'éthique dont la plus grande partie a été détruite en 192 lors de l'incendie du Temple de la Paix. Quatre-vingt-trois ouvrages restent considérés comme authentiques, de nombreux autres sont d'origine douteuse. Ses ouvrages médicaux sont traduits au IXe siècle par des intellectuels arabes et sont reconnus par les humanistes de la Renaissance. La description du lymphœdème et de ce gonflement est universelle, attaquant la peau, les veines et les chairs.

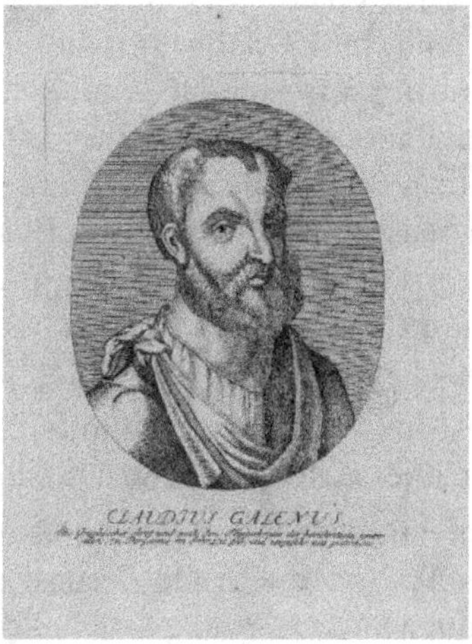

Claude Galien
(© Bibliothèque de l'Académie nationale de médecine).

Le médecin perse Rhazès (865-925), quant à lui, relate son expérience dans son *Recueil des traités de médecine* traduit en latin par Gérard de Crémone et publié au XIIIe siècle. Il évoque un tableau clinique qui décrit un gonflement des jambes.

La déformation donne à la silhouette du membre inférieur la forme d'une patte d'éléphant. L'expression « *dal-fil* » signifie pied d'éléphant en arabe, elle est associée à cette difformité. Cette pathologie a pris le nom d'éléphantiasis. La dénomination « éléphantiasis des Arabes » est restée sous cette forme dans les traductions occidentales des textes médicaux arabo-musulmans.

L'éléphantiasis a été confondu et amalgamé à d'autres pathologies. Le terme d'éléphantiasis désigne des affections variées, distinguées les unes des autres en ajoutant au mot éléphantiasis un autre terme comme éléphantiasis des Arabes, éléphantiasis de Cayenne, éléphantiasis des Grecs, éléphantiasis des Indes, éléphantiasis de Java.

Il faut insister sur la filariose, une maladie déterminée par la filaire. Ce sont des parasites de l'ordre des Nématodes transmis par des taons, produisant des œdèmes, ou par l'eau. Ce sont des parasites des vaisseaux sanguins et lymphatiques provoquant la filariose. Le lymphœdème comme on l'entend représente la forme clinique et donc macroscopique de l'insuffisance du système lymphatique. Le gonflement d'une partie du corps est lié au défaut de drainage des molécules de haut poids moléculaire non résorbées, dont la stagnation dans le système interstitiel retient en excès les molécules d'eau hors du système capillaire sanguin. La chronicité de l'insuffisance lymphatique est responsable de l'apparition de fibrose et de transformation adipeuse. À ce stade, l'insuffisance infraclinique existe, elle sera diagnostiquée par la lympho-IRM.

Les vaisseaux lymphatiques ont été visualisés et décrits à cette époque dans les espèces animales (les poissons, les reptiles, les batraciens, les oiseaux, puis les mammifères), mais nous ne possédons pas de réelles descriptions de ces pathologies.

Chez l'homme, le lymphœdème des membres et du scrotum a été soigneusement décrit. Son rôle a été découvert avec l'étude du système lymphatique.

Les études du lymphœdème datent du XVIIe siècle. Les pathologies lymphatiques intéressent les médecins dès le début du XVIIIe siècle. L'éléphantiasis a été confondu et amalgamé avec l'éléphantiasis des Grecs, une affection en rapport avec la lèpre. Rhazès utilise déjà un traitement par compression et bandage des membres. Il dit que : *« La maladie est incurable après une longue durée »*. Mais, si elle est prise dès son commencement et traitée comme elle doit l'être, on peut la guérir ou l'empêcher de faire des progrès ultérieurs. C'est pourquoi, sitôt que les jambes enflent, se couvrent d'une rougeur foncée, il convient d'entourer le membre d'un bandage depuis le talon jusqu'au genou. Sur le plan fonctionnel, dès cette période de la fin du premier millénaire, le médecin précise : *« Au niveau des extrémités inférieures, cette grosseur énorme et prodigieuse, qui ne change pas la couleur de la peau, à moins qu'il y ait complication de varices, et qui ne gêne pas la marche, puisqu'il est permis à ceux qui en sont affectés d'aller et venir, avec la seule précaution d'avoir la jambe entourée d'un bandage serré »*.

Rhazès est aussi connu sous le nom de Razi ou en latin sous celui de Rhazès. Il est né en 865, dans la ville de Ray, ville d'Iran à 15 km à l'ouest de Téhéran. C'est là qu'il meurt vers 925. Il aurait été d'abord musicien, probablement joueur de oud d'une grande virtuosité avant de se tourner vers l'alchimie, la philosophie, les mathématiques et l'astronomie. Il aurait découvert la médecine plus tard.

Razi aurait souffert d'une maladie des yeux provoquée par les émanations résultant de ses expériences d'alchimie qui lui aurait fait abandonner ce domaine pour s'intéresser à la médecine, mais, selon lui-même, sa vue aurait été affectée par des lectures prolongées. Vers trente ans, il entame une formation de médecin à Ray. C'est un savant pluridisciplinaire iranien qui a fait d'importantes contributions à la médecine, à l'alchimie et à la philosophie. Alchimiste devenu médecin, il aurait isolé l'acide sulfurique et l'éthanol, dont il est un des premiers à prôner l'utilisation médicale. S'agissant de la pratique médicale, il a vigoureusement défendu la démarche scientifique dans le diagnostic et la thérapeutique. Il a largement influencé la conception de l'organisation hospitalière en lien avec la formation des futurs médecins. Il a fait l'objet de nombreuses critiques pour son opposition à l'aristotélisme et sa libre-pensée vis-à-vis de la religion musulmane. Son nom est commémoré avec l'institut Razi près de Téhéran. Rhazès différencie cette affection, le lymphœdème, d'une maladie veineuse, mais il n'a pas pu la rapprocher du système lymphatique qui n'a alors pas été encore découvert.

En 980, Avicenne, de son nom Ibn Sina (980-1037), est un philosophe et un médecin. La vie d'Avicenne est connue grâce à son autobiographie. Il naît le 7 août 980 dans un petit village situé près de l'Ouzbékistan. Son père y est collecteur d'impôts du village au service du souverain samanide. Sa mère est d'origine tadjike. Durant sa petite enfance, Avicenne étudie l'arithmétique chez un marchand herboriste expert en calcul indien. Ayant une bonne mémoire, le jeune garçon finit par surpasser son maître en calcul et en mathématique. Sous la conduite de son maître Abu Ennatili, il s'initie au Coran, aux auteurs arabes et à la philosophie en commençant par un petit traité pédagogique de vulgarisation de la philosophie d'Aristote. À l'âge de dix ans, il maîtrise le Coran, l'arithmétique, la géométrie d'Euclide et des bases de philosophie comme la logique. Il se lance tout seul dans des études difficiles comme l'*Almageste* de Ptolémée.

À l'âge de quatorze ans, son précepteur Ennatili le quitte pour aller dans une autre ville. Un ami médecin lui apporte les traductions des œuvres d'Hippocrate, qu'il aurait lues d'une traite, nuit et jour.

Sa mémoire étant exceptionnelle, il lit aussi toutes les traductions de Galien. À l'âge de 16 ans, il est brillamment reçu médecin à l'école de Djundaysabour où professent des médecins de toutes confessions : juifs, chrétiens, mazdéens et musulmans. À 17 ans, il donne des cours à l'hôpital de Boukhara. Lui et ses collègues sont suivis par des médecins étrangers.

Avicenne est appelé auprès du prince Nouh ibn Mansour qui souffre de violentes coliques. Il diagnostique une intoxication par le plomb des peintures décorant la vaisselle du prince et réussit à le guérir. Il est alors autorisé à consulter la riche bibliothèque royale des Samanides. En un an et demi, il acquiert la connaissance de tous les auteurs anciens disponibles. Il bute cependant sur la *Métaphysique* d'Aristote qu'il ne comprend pas, mais il surmonte cette difficulté en découvrant les commentaires d'Al Farabi. Dans son autobiographie, il déclare avoir intégré tous les savoirs de son temps à l'âge de 18 ans grâce à sa mémoire, mais que son esprit n'était pas alors assez mûr.

Vers 1001, un incendie détruit la bibliothèque des Samanides. Avicenne est soupçonné d'avoir initié l'incendie. Le nouveau prince lui interdit alors l'entrée de l'hôpital de Boukhara. Avicenne s'enfuit vers une principauté indépendante sur le territoire de l'Ouzbékistan.

Le prince Khârezm aime les sciences et s'entoure de nombreux savants. Avicenne y demeure 9 ans et, à 21 ans, il écrit ses premiers livres. La situation politique et militaire de la région de l'Asie centrale est instable. Les dynasties d'origine turque et d'origine perse sont en conflit permanent, faisant chuter les capitales. Avicenne doit fuir à nouveau, car il ne souhaite pas servir sous les Turcs. En 1010, il s'installe à Gorgan où il entreprend son œuvre majeure le *Canon de médecine*. Il passe ensuite dans la ville de Ray, il guérit le prince atteint de mélancolie. En 1014, il est appelé à Hamadan auprès de l'émir Chams ad-Dawla et il le guérit de douleurs inexpliquées. Le prince le choisit alors comme vizir (Premier ministre). Avicenne s'impose alors un travail harassant : le jour, les affaires publiques, la nuit, la science. Il achève son *Canon médical* et rédige plusieurs ouvrages. En 1021, le prince décède et son fils accède au pouvoir. Avicenne n'a plus de protecteur et passe quatre mois en prison où il continue à rédiger des livres.

En 1023 il parvient à s'enfuir et se rend à Ispahan auprès de l'émir. C'est là qu'il écrit durant 14 ans la dernière partie de son œuvre : astronomie, sciences et linguistiques. Il reprend la route répondant aux appels des princes de Perse, de Mésopotamie et du Turkistan. Il exerce la médecine dans les cours princières et aussi auprès des pauvres les plus démunis.

Aux VIIe et VIIIe siècles, ce sont les premiers siècles de l'hégire[2] pour le monde musulman. Les conquérants arabes se trouvent en présence de communautés appartenant surtout au christianisme

[2] Début de l'ère musulmane : 622 après J.-C.

oriental en Égypte, Palestine, Syrie et Mésopotamie. Ces communautés ont déjà produit des traductions des œuvres, du grec au syriaque. Ce travail se poursuit jusqu'au XIIIe siècle.

De 750 à 850, période des califes abbassides, la science arabo-musulmane est en plein essor. Les traducteurs des califes utilisent d'abord des versions syriaques, puis les textes grecs, pour les traduire en arabe. Le philosophe al-Fârâbî[3] (mort en 950) occupe une place prépondérante dans cette dynastie.

Dans le monde iranien, alors sous domination arabe, la culture arabe se confond avec la culture persane. Les textes et traditions des dogmes islamiques se fixent à cette époque : le sunnisme en 935, le chiisme duodécimain en 991, l'ismaélisme, branche du chiisme en langue arabe et en langue persane.

À la même époque, à la périphérie du monde iranien, les Turcs en provenance de Mongolie entrent en contact avec l'Islam et s'islamisent, constituant des dynasties d'origine turque, comme les Seldjoukides.

Ses disciples l'appellent *cheikh el-raïs*, c'est-à-dire le prince des savants, le plus grand des médecins, le Maître par excellence, ou encore le troisième maître (après Aristote et Al-Fârâbî).

Avicenne est l'auteur du *Canon de la médecine,* il est de confession islamique. Une de ses deux encyclopédies scientifiques est le *Livre de la guérison (de l'âme).* Ses livres sont traduits dans de nombreuses langues (voir les traductions occidentales de ses textes médicaux arabo-musulmans). Dans son *Qanûn*, il opère une vaste synthèse médico-philosophique avec la logique d'Aristote combinée avec le néo-platonisme, élevant la dignité de la médecine comme discipline intellectuelle compatible avec le monothéisme. Son influence sera prédominante dans l'Occident médiéval latin jusqu'au XVIe siècle.

Son œuvre médicale n'a plus qu'un intérêt historique, son œuvre philosophique se situe au carrefour de la pensée orientale et de la pensée occidentale. Elle reste encore vivante au début du XXIe siècle dans le cadre de l'Islam. Elle continue d'être étudiée en

---

[3] Déjà cité.

Occident du point de vue de la philosophie, de l'épistémologie et des sciences cognitives.

Avicenne décrit l'éléphantiasis du membre inférieur et le met en relation avec l'évolution d'une insuffisance circulatoire. Cette théorie d'insuffisance circulatoire s'oppose à la notion tumorale de Galien. Elle se rapproche de la véritable étiologie que l'on connaît actuellement.

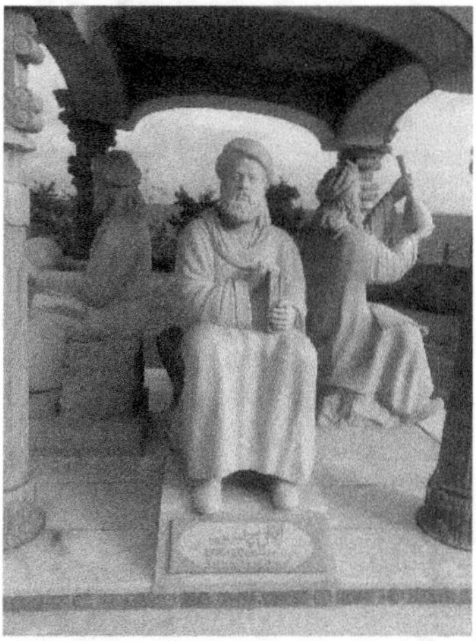

Statue d'Avicenne à Vienne. Pavillon des érudits (Collection personnelle).

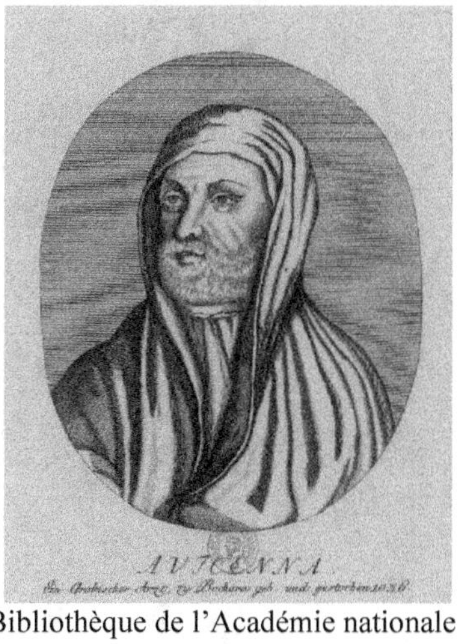

Avicenne (© Bibliothèque de l'Académie nationale de médecine).

Le lymphœdème scrotal (1603)

par le Pr Michel Germain & le Dr Xavier Riaud.

En 1573, en Italie, Omnibonni de Ferrare décrit plusieurs difformités du corps, liées à une perte de poids importante, secondaires soit à une famine, soit à une exagération du gonflement du tissu sous-cutané. Et il cite l'éléphantiasis.

En 1603, à la Renaissance et en Europe, le médecin de l'ambassadeur de Venise en Égypte, Prosper Alpin, dans *De Medicina Egyptiorum* décrit le lymphœdème scrotal.

Foldi décrit aussi une localisation particulière du lymphœdème avec le scrotum volumineux des Égyptiens.

En 1603 également, l'anatomiste italien Fabrice d'Aquapendente, à qui on doit notamment la découverte des valvules des vaisseaux lymphatiques, décrit aussi le lymphœdème scrotal et il le nomme hernie charnue.

Resilius, un autre auteur, le signale sous le terme de hernie gélatineuse et Richerand (1779-1840), médecin et enseignant à la Faculté de médecine de Paris sous l'Empire, responsable de la chaire de pathologie externe, l'appelle tumeur lymphatique des bourses. Sylvius (1614-1672) comprend le circuit de la lymphe.

Swammerdam en 1664 visualise au microscope les valvules.

En 1621, au début du XVIIe siècle, Gaspard Aselli découvre ces pathologies et décrit l'éléphantiasis des membres inférieurs. Il décrit aussi cette année-là, chez le chien, le système lymphatique des vaisseaux des viscères digestifs. Ce sont les lymphatiques des intestins.

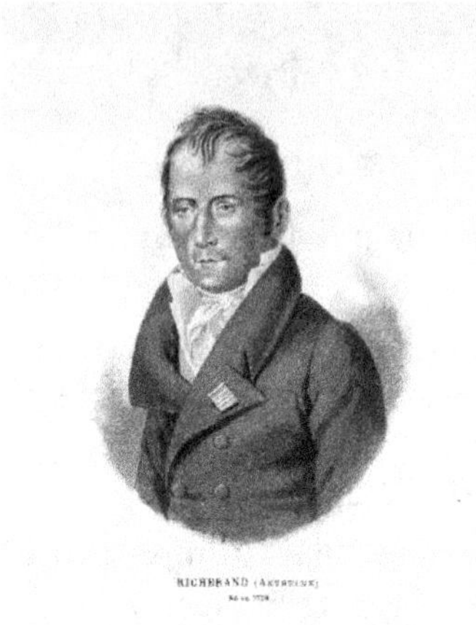

Anthelme Balthasar Richerand (1779-1840)
(© Bibliothèque interuniversitaire de Santé).

Découvertes de l'anatomie lymphatique aux XVIIe et XVIIIe siècles

Au XVIIe siècle, l'anatomiste Jean Pecquet est né le 9 mai 1622, à Dieppe, et il est mort le 26 février 1674, à Paris. C'est un médecin et un savant français. Après des études à Dieppe, puis à Rouen, il vient à Paris pour du travail en 1641. Là, il aurait pratiqué une autopsie dont il consigne les observations à l'Académie royale de chirurgie.

En 1645, il s'inscrit à la Faculté des Arts et au collège des Jésuites de Clermont. Il fait de nombreuses rencontres, notamment avec Marin Mersenne et Evangelista Torricelli, dont il suit les expériences sur l'acoustique, la pesanteur et le vide.

En 1647, il commence ses premières expériences de dissection sur les animaux parfois en public tout en travaillant comme précepteur. Il publie *Nouvelles expériences anatomiques par lesquelles sont découvertes le réceptacle du chyle inconnu jusque dans les vaisseaux sous-claviers avec une planche* en 1651. Il commence ses études de médecine à Paris, mais les achève à Montpellier d'où il sort docteur en 1652.

À Montpellier, il fait d'importantes découvertes concernant la circulation lymphatique, notamment celles du receptaculum chyli, ou citerne de Pecquet, et les conduits chylifères. Thomas Bartholin retrouve chez l'homme le canal thoracique, mais pas la citerne, et confirme les expériences de Pecquet.

Jean Pecquet est emprisonné à la Bastille pendant 41 mois en même temps que son protecteur Nicolas Fouquet, celui-là même qui a subventionné ses études de médecine. Sorti de prison, Colbert le désigne comme membre de l'Académie des sciences en 1666.

Il réalise des dissections de l'œil et mesure ses dimensions. Contrairement à Edme Mariotte, il pense que c'est la rétine, et non la choroïde, qui est le principal organe de la vision. Médecin ordinaire du Roi retenu par Sa Majesté, Jean Pecquet a la charge d'une riche clientèle, dont Mme de Sévigné.

Jean Pecquet est un anatomiste et l'un des pionniers de la physiologie. Il étudie l'expansion de l'air, s'intéresse à la vision, écrit des ouvrages préfigurant la psychologie, découvre le conduit lymphatique thoracique qui fait suite aux vaisseaux, le canal thoracique. Il précise aussi l'existence et la localisation de la citerne de Pecquet.

Jean Pecquet décrit la terminaison du canal dans le système veineux au niveau de la veine jugulaire interne, au niveau du cou.

Dès ce moment, la description de l'anatomie des lymphatiques généraux commence et l'étude des troubles de ce système en découle. La citerne, ou réservoir de Pecquet, désigne la citerne du chyle, la cavité servant de réceptacle au chyle.

Il écrit une dissertation sur la circulation sanguine.

En 1641, Fabricius von Hilden décrit le cas d'une malade de soixante ans présentant un énorme membre supérieur depuis cinq ans. C'est un *« gros bras, non lié au cancer du sein »*. Il s'agit d'un lymphœdème par blocage axillaire qui signe une maladie métastatique. Les médecins réalisent des incisions de ce membre qui ne laissent couler que peu de liquide. La malade ne décède pas des suites de cette intervention. Elle conserve son « gros bras » et vit encore de nombreuses années.

Au XVIIIe siècle, plusieurs livres sont édités et évoquent les lymphœdèmes.

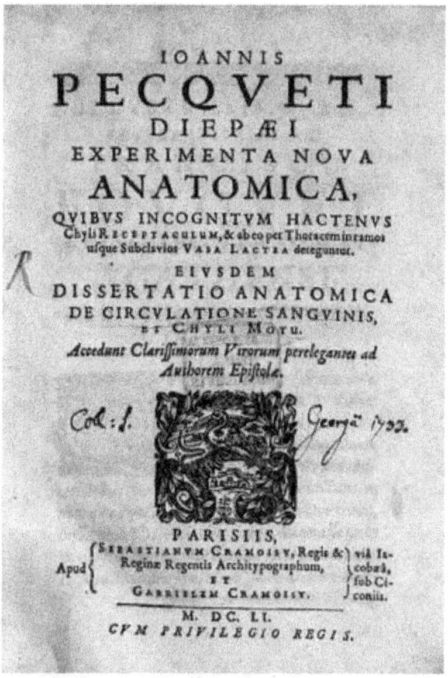

IOANNIS
PECQVETI
DIEPÆI
EXPERIMENTA NOVA
ANATOMICA,
QVIBVS INCOGNITVM HACTENVS
Chyli Receptaculum, & ab eo per Thoracem in ramos
usque Subclavios Vasa Lactea deteguntur.
EIVSDEM
DISSERTATIO ANATOMICA
DE CIRCVLATIONE SANGVINIS,
ET CHYLI MOTU.
Accedunt Clarissimorum Virorum perelegantes ad Authorem Epistolæ.

PARISIIS,
Apud Sebastianum Cramoisy, Regis & Reginæ Regentis Architypographum, ET Gabrielem Cramoisy. via Iacobæa, sub Ciconiis.
M. DC. LI.
CVM PRIVILEGIO REGIS.

Joannis Pecqueti, *Dissertation anatomique Experimenta nova Anatomica* (1651).
(© Bibliothèque de l'Académie nationale de médecine).

<u>Référence bibliographique</u> :

Régnier Ch., « Jean Pecquet et sa citerne », in *Revue Prat.*, 1999 ; 49 : 125-28.

Principaux auteurs du XVIIIe siècle

Hunter (1718-1783) comprend la fonction de résorption du système lymphatique et Hewson, en 1774, étudie la morphologie et la fonction de ce système.

En 1721, Richard Towne écrit *A treatise of diseases most frequent in West India and particulary in Barbadoes*.

En 1750, William Hillary publie *Observations in change in their air and the concominant epidermial disease in the Island of Barbadoes*.

En 1787, Hillary et William Hewson, et William Cruikshank de l'école écossaise s'intéressent à l'anatomie lymphatique.

En 1788, James Hendy décrit la maladie glandulaire de l'île des Barbades, qui est synonyme d'éléphantiasis des Arabes. Il précise qu'après un *« engorgement des glandes »* associé à un trajet rouge et douloureux le long du trajet des vaisseaux lymphatiques et à une forte fièvre, une déformation incurable des membres concernés se met en place. Le seul inconvénient de cette dysmorphie est l'incommodité liée à leur aspect et à leur poids.

Tous ces auteurs décrivent le gonflement de la jambe.

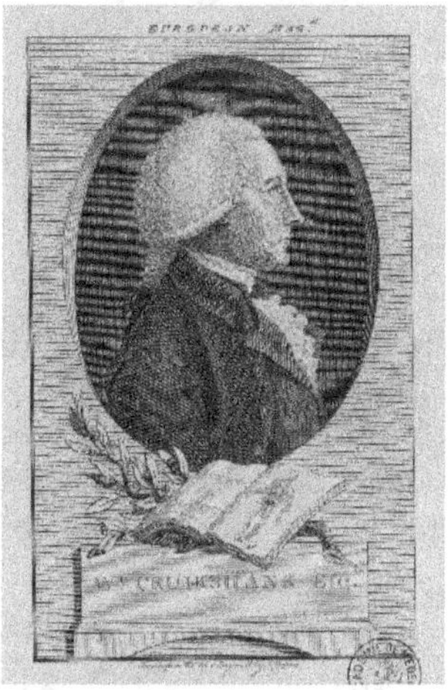

William Cruikshank (© Bibliothèque de l'Académie nationale de médecine).

Ce dernier auteur, James Hendy, décrit, en 1787, les œdèmes comme étant le résultat de l'insuffisance de la fonction lymphatique.

Le médecin italien Paolo Mascagni (1755-1815) présente aussi le système lymphatique et évoque l'idée que le lymphœdème est causé par l'obstruction du système lymphatique. Il conclut que la dilatation de ces vaisseaux induit une insuffisance valvulaire qui permet le reflux dans le système lymphatique.

C'est l'hypothèse récurrente abordée par la plupart des auteurs de la fin du XVIIIe siècle qui correspond à la parfaite réalité des lymphœdèmes secondaires.

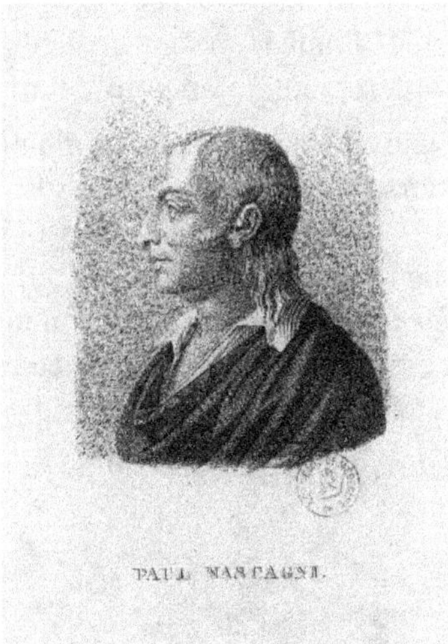

Paul Mascagni (© Bibliothèque de l'Académie nationale de médecine).

En 1806, Allard en France écrit *Histoire d'une maladie particulière au système lymphatique* qu'il reprend par la suite sous un autre titre *Histoire de l'éléphantiasis des Arabes.* Ses descriptions de l'éléphantiasis y sont très réalistes. Les croquis qui ornent son ouvrage représentent les formes caricaturales de la déformation des membres inférieurs. Cet auteur retient une étiologie en relation avec des lymphangites occasionnées par *« les refroidissements des nuits fraîches ou de changements de temps ou des vents froids ».* Les températures nocturnes ne sont pas la cause du lymphœdème, cependant les lymphangites tronculaires laissent dans la lumière des vaisseaux des reliquats d'infection. Bien évidemment, cette interprétation des causes du lymphœdème laisse perplexe et dubitatif.

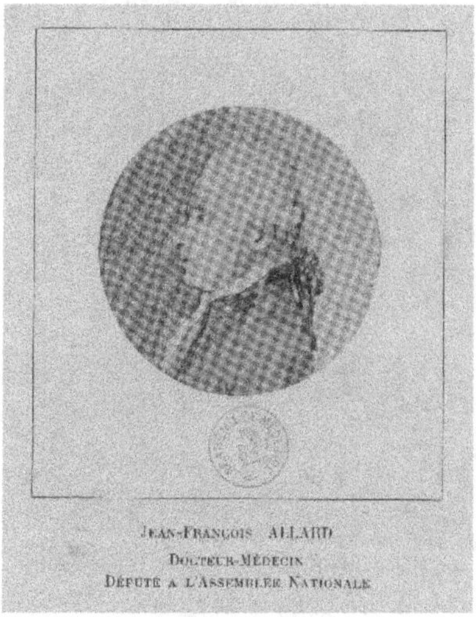

Jean-François Allard (© Bibliothèque de l'Académie nationale de médecine).

Ces résidus modifient les propriétés mécaniques des parois des vaisseaux lymphatiques et sont à l'origine de l'apparition de certains lymphœdèmes et de l'aggravation d'autres.

De nombreux médecins comme Dominique Larrey (1766-1842), chirurgien-médecin de Napoléon Ier pendant les campagnes d'Égypte et de l'Empire, s'intéressent à cette pathologie : le lymphœdème du scrotum. Puis, Félix Hippolyte Larrey (1808-1895), son fils, médecin de Napoléon III, publie son *Rapport sur l'éléphantiasis du scrotum*. Cette affection est alors qualifiée d'osché-onchalasie.

Mohamed Ali, Antoine Barthélemy Clot et Godard nous laissent des descriptions cliniques similaires.

En 1830, le traitement chirurgical par exérèse du tissu lymphœdémateux est proposé par Clot Bey qui écrit une *Histoire d'une tumeur éléphantiasique du scrotum extirpée avec succès chez un Arabe.*

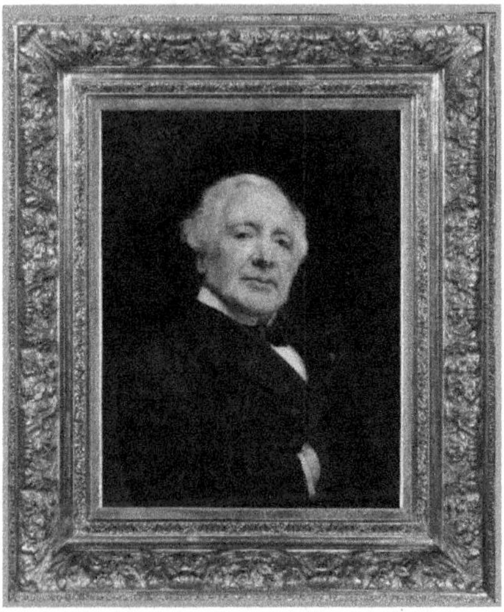

Félix Hippolyte Larrey (1817-1895)
Portrait par Jean-François Gigoux (1891)
(© Bibliothèque de l'Académie nationale de médecine, cliché de Philippe Fuzeau).

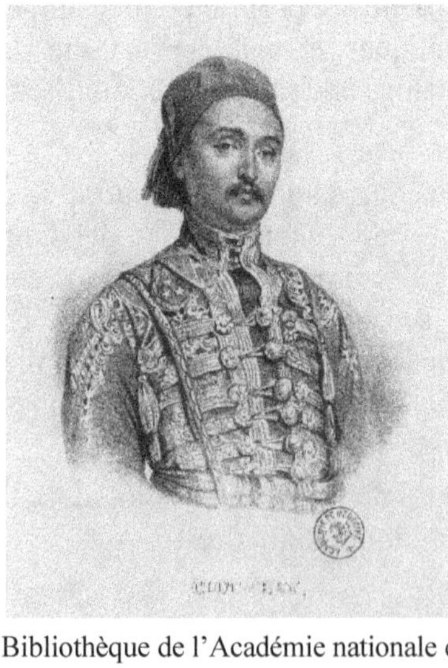

Clot-Bey (© Bibliothèque de l'Académie nationale de médecine).

En 1840, André Broca apporte un éclairage moderne en décrivant non un éléphantiasis, mais en distinguant les états éléphantiasiques. Il écrit alors : *« On appelle éléphantiasis des augmentations importantes de volume engendrées par l'œdème inflammatoire chronique, œdème dur dans lequel le système lymphatique semble jouer un rôle déterminant »*.

Il précise ainsi que ces *« grosses jambes »* peuvent être en rapport avec une filaire, des lymphangites chroniques, des obstructions lymphatiques ou les complications d'une insuffisance veineuse. L'éléphantiasis s'impose pour lui comme un tableau clinique pouvant avoir plusieurs étiologies. Il aborde le tableau d'éléphantiasis congénital. Il décrit aussi le tableau du lymphœdème secondaire au membre supérieur par obstruction ganglionnaire suite à une filaire découverte dans le sang en 1866.

La réelle démonstration de la relation de la filaire dans l'éléphantiasis sera apportée par P. Manson en 1883.

Les Larrey

par le Dr Xavier Riaud & le Pr Michel Germain.

- *Dominique Jean Larrey (1766-1842).*

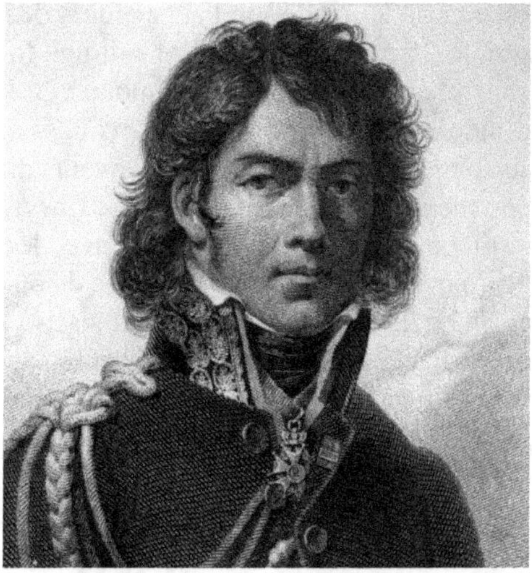

Dominique Jean Larrey (1766-1842), (© BIUS).

La « *Providence du soldat* », surnom qu'il reçoit en Égypte, naît à Beaudéan, le 7 juillet 1766. À 14 ans, son père venant de décéder et sur la recommandation de l'abbé Grasset qui l'a pris en charge, il quitte le domicile familial, et rejoint son oncle Alexis, chirurgien en chef de l'hôpital la Grave de Toulouse, qui lui enseigne la médecine pendant 6 ans, après avoir suivi une scolarité au collège de l'Esquille des Frères de la doctrine chrétienne. Il n'a pas 19 ans lorsqu'il devient prosecteur. Il vivait jusque-là en étant le répétiteur de ses amis étudiants. En 1785, il obtient le premier prix de la Société Saint-Joseph de la Grave et est désigné « professeur-élève ». Au concours d'aide-major, en 1786, il arrive majeur de sa promotion. Il soutient aussi cette année-là, une thèse sur *La carie des os*. Il reçoit la médaille de vermeil de la cité de Toulouse. Désargenté, il gagne la capitale à pied et suit les cours de Dessault à l'Hôtel-Dieu. En 1787, il intègre l'École navale de Brest, puis embarque sur la Vigilante le 4 octobre, après avoir obtenu un concours de chirurgien auxiliaire dans la marine royale, où il est classé premier. C'est à bord de la *Vigilante* qu'il se soumet au concours de chirurgien major où il est reçu sans aucune difficulté. De retour d'un voyage jusqu'à Terre-Neuve, l'équipage est au complet. Ses directives hygiéniques drastiques ont été respectées à la lettre. Il apprend à y travailler vite et bien, dans un local exigu. Sujet au mal de mer, il demande son licenciement de la marine. De nouveau à Paris, le 25 novembre 1788, il suit une fois de plus les cours de Dessault et de Sabatier, ce qui l'amène à être reçu premier au concours d'aide-major de l'hôpital des Invalides en 1789. Il est écarté du poste au profit d'un autre qui a les faveurs du gouverneur. C'est à cette époque qu'il devient très ami avec Corvisart et Bichat. En 1789, il participe à la prise de la Bastille avec les étudiants de l'École de chirurgie. En 1791, un second poste de chirurgien aide-major se libère aux Invalides. Sabatier, scandalisé par l'évincement de Larrey en 1789, au même poste, se démène pour aider son poulain à obtenir ce concours. Devenu chirurgien major du district de Saint-André-des-Arts, il s'occupe de soulager les blessés du Champ-de-Mars. Paris devient invivable. Il part pour Brest où ses amis de la marine le pressent de reprendre du service. Arrivé au port, Sabatier, encore lui, lui écrit pour lui signaler qu'un poste gagnant-maîtrise est vacant, lui ouvrant les portes de l'enseignement. Larrey revient aussitôt dans la capitale. En avril 1792, il arrive à Strasbourg et rejoint l'armée de Kellermann au grade de chirurgien major des hôpitaux, où, dans un premier temps sous les ordres de Percy, il parvient, par son courage, à occuper des fonctions similaires aux siennes. En 1792, à la bataille de Spire, véritable baptême du feu, il applique sur le terrain, les préceptes de la chirurgie navale. Il réalise d'ailleurs sous le regard attentif de Coste, Sabatier et Parmentier, trois inspecteurs généraux du service de santé, une désarticulation de l'épaule sur l'un de ses blessés. Pendant les périodes de repos, il transmet son savoir à d'autres médecins. Ainsi, crée-t-il un cours de perfectionnement d'anatomie et de chirurgie pratique, à Mayence en 1793, où il est nommé officiellement à la direction chirurgicale du Service de santé de l'armée. Il invente 3 types d'aiguilles à suturer les plaies du cou et de la face qui lui valent de recevoir la médaille d'or de l'Académie de chirurgie. Il milite activement pour que le médecin se porte au-devant du blessé. Sa conviction est profonde au point qu'il créée un corps de brancardier et d'ambulancier, mais aussi, une ambulance volante à cheval qui sillonnent les champs de bataille dans toute l'Europe, à partir de 1793, qui le distingue. C'est d'ailleurs la première fois qu'un chirurgien est aperçu au cœur des combats. Le 22 juin 1793, pour sa conduite héroïque au feu, Larrey est cité à l'ordre de l'armée. Il a rallié des déserteurs et a attaqué une position ennemie. Là, sous les balles adverses, il a délivré ses soins sur les blessés. Le 25 juillet, Danton, apprenant la victoire des forces françaises, rend hommage à Larrey pour ses bons soins donnés dans des conditions si précaires et si dangereuses. Marchioni (2003) dit de lui : *« Petit dormeur de tempérament, il opère souvent avec facilité jusqu'à 4 heures du matin et pourra pratiquer deux cents amputations vingt-quatre heures durant ! »* Extrêmement rigoureux en matière d'hygiène, il se frictionne tous les jours le corps d'eau vinaigrée.

En 1794, de retour à Paris, son système d'ambulances volantes est unanimement salué par la Comité de salut public. Il est promu au rang de chirurgien en chef de l'armée de Corse stationnée à Toulon. De retour à Paris, il doit en partir précipitamment pour éviter une possible arrestation. Il est reconnu qu'il a recueilli et soigné un prince autrichien sur le front, ce qui n'est pas acceptable aux yeux des représentants de la République naissante. Sauvé in extremis par un ami de son oncle qui siège au Comité, il rejoint donc Toulon sans tarder et c'est, dans cette ville, qu'il rencontre pour la première fois Bonaparte. Avant de partir, le 4 mars 1794, il a eu le temps de se marier.

Très vite, il se voit réorganiser le grand hôpital de Nice qui accueille les blessés de l'armée d'Italie. Son travail est alors salué par la Comité de salut public. Après une excursion en Espagne où le jeune médecin peut étudier les effets du froid de l'hiver sur les membres des soldats, il est rappelé à Toulon en 1795. Très vite inutile, il est muté sur Paris où il revient pour assister à l'accouchement de sa femme. L'enfant prénommé Félix-Hippolyte décède trois semaines après. Lors des émeutes de la capitale, Larrey commande aux ambulances attachées à l'armée. Le 3 juillet 1795, il est de nouveau affecté à la garnison de Toulon. Aussitôt, il organise un enseignement d'anatomie avec dissections sur cadavres avec lesquels il effectue des préparations anatomiques destinées à ses jeunes confrères. C'est à cette époque qu'il publie un *Mémoire sur l'anthrax* qui lui confère une certaine notoriété. Cette année-là, il devient professeur à l'École de santé du Val-de-Grâce où il enseigne l'anatomie et la médecine opératoire (Gourdol (2010) affirme qu'il s'agit d'anatomie et de chirurgie militaire et qu'il est le premier nommé à cette nouvelle chaire), sous les ordres de Coste qui la dirige. Il a 30 ans. Il devient aussi chirurgien en chef de l'hôpital du Gros-Caillou et des Invalides. À l'orée de l'année 1797, il est affecté à l'armée d'Italie et est présent à tous les combats de cette campagne. Napoléon salue chaleureusement son dévouement et, surtout, l'esprit d'organisation que le médecin a insufflés au Service de santé. Larrey y imagine des ambulances volantes rapides et légères, capables de se déplacer sur tout le front. Marchioni (2003) décrit l'ensemble avec précision : *« une équipe chirurgicale à cheval : 3 chirurgiens, 1 infirmier, tous montés, suivis de mulets de bât transportant du matériel médico-chirurgical à l'aller et les blessés au retour disposés dans des paniers rudimentaires. La forme définitive constitue la Légion de l'ambulance à 3 divisions. L'une au centre du champ de bataille ou à l'avant-garde, dirigée directement par Larrey, la seconde à l'aile droite et la troisième à l'aile gauche. Chacune peut renforcer ses homologues en fonction de l'évolution des combats et de l'afflux des blessés. »* Le même auteur (2003) ajoute : *« Tout est prévu pour secourir le dixième des effectifs engagés. On compte au sein de chaque division 15 chirurgiens, 40 infirmiers dont 12 à cheval et 13 aides-soignants. Chaque infirmier à pied porte un sac en cuir à plusieurs compartiments contenant des appareils à pansement de réserve. Le chirurgien ou infirmier à cheval porte, au lieu des deux fontes pour les pistolets, deux sacoches et un portemanteau en cuir destinés à transporter les trousses d'instruments d'urgence et les premiers pansements. 25 conducteurs dont un maréchal-ferrant et un sellier complètent ce personnel d'une centaine de personnes par division. »* Chaque division comporte 12 véhicules à 2 ou à 4 roues. C'est Larrey qui facilite la rencontre, en 1797, entre Bonaparte et Desaix dont il est un ami depuis l'armée du Rhin. Bonaparte satisfait de ses travaux lui demande d'inspecter les hôpitaux d'Italie du Nord et de s'assurer du degré de compétence des jeunes chirurgiens de l'armée. En juin 1797, Dominique éradique une épidémie de typhus qui décime les équipages français par des mesures d'hygiène simples et strictes. Ayant rejoint Udine et l'armée de Masséna prête à en découdre avec les Autrichiens, il s'improvise vétérinaire et stoppe les avancées d'une épidémie de charbon chez les chevaux du contingent. À la fin de l'année, Larrey regagne Paris. Il y retrouve sa chaire au Val-de-Grâce.

Le 22 mars 1798, Larrey, en compagnie de Desgenettes, quitte Paris. Il vient d'être muté à l'armée d'Angleterre. Mais, la diligence qui les transporte les emmène directement à Toulon où les deux hommes embarquent à bord de *L'Orient*, le vaisseau amiral d'une expédition vers l'Égypte fomentée par le général Bonaparte. Il y occupe naturellement le poste de chirurgien en chef du contingent militaire en partance. Sur le navire, le futur empereur crée deux commissions, dont une des sciences, et l'autre, des arts.

Le Directoire assure l'autonomie aux médecins de l'armée. Larrey n'en demandant pas plus écrit à son oncle qui lui communique la liste de 108 chirurgiens désireux de participer à l'expédition. Ils sont formés en urgence à l'hôpital militaire d'instruction de Toulon, puis au cours du voyage. Pour le matériel, le chirurgien met à contribution tous les corps de métier de la ville. Le 19 mai, les bateaux larguent les amarres. Les troupes débarquent sur la terre des pyramides dans la nuit du 1er au 2 juillet 1798. Arrivé à Alexandrie, Larrey organise, aussitôt et dans l'urgence, un hôpital de fortune. Avant de quitter la ville, en cela, aidé de Bonaparte qui réquisitionne une villa à cet effet, il structure un vrai hôpital qui fonctionne à plein régime dès son ouverture. Souffrant de soif et de chaleur au milieu des soldats, son matériel volé par des Bédouins, Larrey et ses confrères traversent à pied, le désert les amenant aux portes du Caire en portant leur matériel sur le dos. Au cours du périple, ils rivalisent d'imagination pour aider les Français désespérés par l'excursion qui se révèle très dure. Lors de la bataille des Pyramides, Larrey organise un gigantesque hôpital dans la demeure fastueuse de Mourad Bey, défait. Il n'hésite pas à recommander certains de ses hommes, à demander des récompenses pour eux. Il opère 24 heures durant sans se reposer, sans s'alimenter, juste parce que ses hommes blessés ont besoin de lui.

Sa réputation d'homme de cœur est alors connue dans toute l'armée. C'est aussi pendant cette campagne qu'il expérimente sa technique d'amputation par désarticulation de la tête d'humérus. Au Caire, il ouvre un hôpital dans le palais d'Ibrahim Bey pour les pauvres et les indigents, selon les préceptes d'Avicenne, l'illustre médecin arabe.

Pourtant, à la création de l'Institut d'Égypte, Larrey n'y siège pas. Les médecins de la section de physique et de science naturelle débattent, cherchent et émettent des mémoires faisant la synthèse de leurs trouvailles. Les sujets portent notamment sur l'hygiène, l'alimentation ou les épidémies. Ainsi, en est-il de Larrey qui publie plusieurs traités qui établissent sa réputation scientifique jusqu'en France où ses travaux sont reconnus.

Larrey crée une école pour les jeunes chirurgiens de l'armée. Il y enseigne l'anatomie, la médecine opératoire et la chirurgie générale. Il combat le tétanos et la peste lors de l'expédition en Syrie. Il comprend alors toute l'importance de l'hygiène des troupes. Il réforme son ambulance volante. Les blessés sont donc évacués à dos de chameau. Lors de la révolte du Caire, Larrey se dépense sans compter pour soigner les blessés et risque plusieurs fois sa vie pour cela. Il pleure de nombreux élèves et amis qui sont tués par les révoltés. Au départ de Bonaparte, il décide de rester avec Kléber pour soigner ses malades et ses blessés. Mais, avant le départ de futur empereur, sous l'injonction de Larrey, le général décrète une équivalence de grade qui est une vraie révolution pour le service de santé. Les médecins de 1re classe sont assimilés aux commandants et ceux de 2e ou de 3e classe, aux capitaines. Leur situation est régularisée par un brevet agrémenté d'une solde au sein de l'armée. Le 30 janvier 1799, les premiers cas de peste sont signalés. Larrey applique des mesures d'hygiène d'une rigueur extrême. À Jaffa, Larrey s'évertue à isoler les malades atteints de la mort noire et à appliquer des mesures d'hygiène sévères. Le 22 mars, lors du siège de Saint-Jean d'Acre, il envoie une directive à tous les chirurgiens afin de définir une conduite unique pour lutter efficacement contre la peste qui fait des ravages dans l'armée française. Au cours de l'assaut, il est blessé une seconde fois et malgré tout, il poursuit ses soins sur les remparts acclamés par le cœur des soldats.

Larrey est élu au sein de l'Institut, le 4 juillet 1799, dans la section de physique. Dans la même année, il publie son mémoire de 38 pages intitulé *Mémoire sur le tétanos traumatique* consécutif à l'observation des blessures engendrées par les projectiles turcs, qui fait grand bruit. En 1798, sans en être membre, il avait fait paraître son *Mémoire sur l'ophtalmie endémique en Égypte* qui avait déjà été consacré. En 1800, c'est autour du *Mémoire sur la fièvre jaune, considérée comme complication des plaies d'arme* à feu de paraître. Suivent *De hepatitis* et *L'atrophie des testicules*. Kléber le charge d'inspecter les hôpitaux du delta et de proposer de l'avancement aux médecins méritants, ce que Larrey s'empresse de faire. Le 21 mars 1801, à Canope, alors que le général Menou s'enlise contre les Anglais fraîchement débarqués, menacé par la charge d'un régiment de dragons, Larrey s'enfuit en portant le général Silly, qu'il vient d'amputer, sur son dos et parvient à le sauver. Alors qu'Alexandrie est assiégée par les Britanniques, une épidémie de scorbut apparaît. Les mesures alimentaires et hygiéniques préconisées par Larrey ont raison de tous les symptômes. Il déplore très peu de morts en définitive.

En 1801, il autopsie le corps de l'assassin de Kléber, l'embaume et le fait exposer au Musée d'histoire naturelle. Il aurait embaumé le corps de Kléber également. Lors de la reddition, Menou parvient à négocier avec les Anglais, la conservation des archives, mémoires et collections amassés en Égypte, qu'il ramène en France. Larrey, notamment, conserve ses notes qu'il destine à publications dès son retour en France et ses collections de crânes, et de momies. À son retour d'Égypte, Larrey fait connaître un mémoire sur *l'Ophtalmie endémique*. Il rencontre le futur Napoléon, en mars 1802. Il lui présente, en souhaitant lui dédier, sa *Relation chirurgicale de l'expédition d'Orient* qu'ému, le Premier Consul reçoit et transmet aussitôt à son secrétaire en lui ordonnant de le publier dans la *Description d'Égypte*. Dans cet ouvrage, il publie aussi en 1809, un *Mémoires et observations sur plusieurs maladies qui ont affecté les troupes de l'armée française pendant l'expédition d'Égypte et de Syrie et qui sont endémiques dans ces deux contrées* et, en 1812, une *Notice sur la conformation physique des Égyptiens et des différentes races qui existent en Égypte, suivie de quelques réflexions sur l'embaumement des momies*.

Le 10 mars 1803, la loi réformant la médecine, dont les principaux préceptes ont été dictés par Fourcroy, voit le jour. Dominique a contribué dans une large mesure à son édification puisqu'il a participé aux travaux d'écritures.

En 1803, il soutient aussi sa thèse de médecine qui porte le titre : *Des amputations des membres à la suite des coups de feu.* Il devient le premier docteur en chirurgie. Sa thèse connaît un tel succès qu'il s'empresse de l'offrir à Bonaparte.

En 1804, nouvelle promotion. Il est chirurgien en chef de la Garde impériale. Il opère en première ligne, au front, quel que soit le temps. Il est omniprésent. Le 15 juillet 1804, il est fait officier de la Légion d'honneur par le futur Napoléon et est décoré en l'église des Invalides. Sur le plan littéraire, l'année est aussi prolifique. En effet, il publie *De éléphantiasis*[4], *Du sarcocèle* et *Des plaies de poitrine*. Larrey est présent lors du sacre de Napoléon, le 2 décembre 1804. Le soir même, dans une note écrite, il prédit *« sa perte et la ruine de la France »*.

En 1805, à Ulm, à Echingen et à Austerlitz, tous les blessés sont opérés sur le terrain. À la veille d'Austerlitz, l'Empereur lui confie la direction de l'intégralité du Service de santé de l'armée, Percy étant occupé à d'autres tâches. Le chirurgien risque plusieurs fois sa vie sur le champ de bataille. Les ambulances volantes sont d'une efficacité exceptionnelle. Cette même année, il devient inspecteur général du Service de santé. À Vienne, il visite les hôpitaux et met en place des mesures d'hygiène très strictes pour éradiquer toute épidémie.

À la fin février 1806, il est de retour à Paris. Il en profite pour publier une *Notice sur l'anévrisme* à la Société de l'École de médecine, puis une *Notice sur les causes spontanées de l'hémorragie active artérielle* et enfin une *Notice sur une épilepsie cérébrale*. La même année, à Iéna, Larrey instaure la sélection des blessés en fonction de la gravité de leur état, mais mis en réserve avec la Garde impériale, il ne participe pas au combat pour la seule et unique fois de l'épopée napoléonienne.

---

[4] Nous n'en avons pas retrouvé de trace.

Cette année-là, il préside à la Société de médecine de Paris dont il est membre depuis sa fondation en 1796.

En 1807, à Eylau, il effectue 800 amputations en trois jours. Trois jours durant, par un froid glacial, il opère sans jamais s'arrêter. Sur les 7 000 Français et 5 000 Russes opérés, 91 % ont guéri. Il est élevé au rang de « commandant » de la Légion d'honneur. Napoléon lui remet ses insignes et son épée personnelle, directement sur le champ de bataille. En 1807, après la bataille de Friedland, c'est sur les conseils médicaux avisés de Larrey que Napoléon porte la conscription à 20 ans. De retour à Paris, Larrey reprend ses fonctions de chirurgien en chef de l'hôpital de la Garde. Il publie aussi un *Mémoire sur la gangrène sèche causée par le froid, ou gangrène de congélation* tiré de son expérience recueillie à Eylau. Arrivé en 1808, sur le sol espagnol, il organise les hôpitaux madrilènes, évalue les officiers de santé mis à disposition et ouvre une école de chirurgie accessible aux Espagnols également. Lors de la révolte de Madrid, les infirmiers espagnols veulent achever les blessés. Larrey s'interpose et empêche le massacre en armant ses blessés qui font feu sur les insurgés. Le chirurgien demande, par ailleurs, à Valladolid, la création d'un hôpital pour l'ennemi, ce qui constitue une première. En mars 1809, atteint de typhus, il doit s'aliter et, de fait, rentre à Paris. Le 18 septembre 1808 naît son deuxième fils, Félix-Hippolyte, qui aura un parcours médical similaire à son père, mais auprès de Napoléon III.

En mai de cette année-là, à Essling, il ampute le général Lannes qui décède 8 jours après. Très attaché à cet homme, Larrey accuse le coup. En juillet, à Wagram, il opère 1 200 blessés et pratique 300 amputations. 45 seulement décèdent. Napoléon en fait un baron d'Empire et lui attribue une rente annuelle de 5 000 francs. Il utilise le froid pour anesthésier ses patients et entreprend de les évacuer aussitôt que possible pour éviter les infections de leurs plaies. Il écrit à sa femme cette année-là : *« Plus de 10 000 blessés sont passés dans nos ambulances, j'ai mis cinq jours et cinq nuits à opérer et à faire les pansements d'urgence... »* À la fin 1809, il reprend ses fonctions au Gros-Caillou.

Au début de l'année 1812, Larrey publie ses *Mémoires* qu'il étoffe de nombreux recueils à caractère strictement médical. Il envoie son livre aux monarques européens qui l'en félicitent, à commencer par Napoléon qui est le premier à le recevoir.

Le 12 février 1812, sur décret de l'Empereur, il succède à Heurteloup au poste de chirurgien en chef de la Grande Armée. Le 2 avril, il est à Berlin. Aussitôt, il ouvre une école de chirurgie et de premiers soins afin de former rapidement les jeunes chirurgiens nouvellement arrivés au service de santé. Alors que la Grande Armée s'engage lentement en Russie, la pénurie se fait déjà terriblement ressentir dans le service du chirurgien. En août, Larrey est sévèrement tancé par Napoléon pour la première fois, qui lui reproche la pénurie en matériel. Ne pouvant pas se défendre, le médecin décide de lui écrire et de se plaindre de l'intendance. Napoléon, quelques jours après, s'excuse et lui assure de son amitié. Habitué à être combatif et imaginatif, il brille particulièrement lors de cette campagne. Il ampute 200 hommes en un jour, lors de la bataille de la Moskova, dont une intervention est effectuée en moins de deux minutes. Pendant toute la durée de la campagne, il tient un journal d'une précision extrême. À Moscou, pourtant, Napoléon lui reproche de ne pas avoir su *« administrer sa partie. »* Malheureusement, tout manque. *« C'est à Larrey que revient le mérite d'avoir érigé en système, le principe de tri et du classement des blessés par ordre d'urgence lors de leur arrivée massive... »*, classement toujours en vigueur au XXe siècle, au cours des deux conflits mondiaux notamment. Lorsqu'il quitte la capitale, Larrey doit, à regret, laisser les malades et blessés intransportables à la garde de quelques chirurgiens. Harcelés, la retraite des soldats français ressemble plus à une débâcle. Après le passage épique de la Bérézina où il est près de mourir sans l'intervention des hommes de la Grande Armée, ayant fait le choix de sauver un maximum de matériel et de blessés, après être passé à cet effet dans les derniers, Larrey rejoint Königsberg, le 21 décembre. Il est atteint de fièvre typhoïde. Grâce à de bons soins, il guérit. Le corps chirurgical de la Grande Armée a été détruit à 66 % suite à la campagne de Russie. Tout est à reconstruire.

Alors qu'une place se libère à l'Institut, il choisit de laisser Percy y être élu à sa place. Il intervient personnellement auprès du tsar Alexandre Ier pour qu'il rende sa liberté à Desgenettes en 1813, après qu'il ait été capturé. En 1813, il parvient à sauver 2 632 jeunes soldats, nouvelles recrues, du peloton d'exécution ordonné par l'Empereur lui-même, alors qu'ils sont convaincus de blessures volontaires, ceci à Lützen et à Bautzen où il réalise là, ce qui est considéré comme la première expertise médico-légale. Larrey démontre au sein d'un jury de chirurgiens et d'officiers supérieurs, avec une telle conviction qu'il s'agit de blessures involontaires par manque d'expérience, que Napoléon accepte de revenir sur sa décision. De mauvaise humeur, malgré tout, l'Empereur lui donne l'accolade à l'issue de cette affaire, mais quelques jours plus tard, comprenant qu'il allait commettre un crime impardonnable, il fait envoyer au chirurgien de nombreux présents et lui octroie une pension de 3 000 francs. Enfin, les statistiques du Service de santé relatées, dans ses *Mémoires*, par Larrey, sont exceptionnelles. En effet, il a sauvé 89 % de ses malades.

Lorsque Napoléon abdique, Larrey décide de l'accompagner en exil, mais l'Empereur refuse estimant qu'il sera plus utile auprès des soldats de la Garde. De fait, il occupe toujours ses fonctions au Gros-Caillou et en tant qu'inspecteur général du Service de santé. Lorsque Napoléon revient en France, après s'être échappé, Larrey l'attend fidèlement. Pourtant, c'est Percy qu'il nomme au poste de chirurgien en chef de la Grande Armée. Blessé, il refuse de suivre l'armée et se cloître chez lui. Pourtant, les arguments impériaux ont vite raison de lui. Il finit par rejoindre la Garde.

Au cours de la bataille de Waterloo, alors qu'il est au feu à récupérer et soulager les blessés, Wellington l'aperçoit, et fait en sorte que la zone où le chirurgien se trouve ne soit plus menacée par les tirs de ses hommes. Blessé et capturé, il est à deux doigts d'être exécuté, mais identifié, Blücher, reconnaissant que Larrey ait sauvé son fils en 1813, le raccompagne à Louvain. Après une inspection des hôpitaux de Bruxelles, il gagne Paris qu'il rejoint le 15 septembre 1815.

Sous la Restauration, il devient chirurgien de la Garde royale après avoir été tout de même quelque peu inquiété. Il est démis de ses fonctions d'inspecteur général du Service de santé. En 1815, il est question de le déchoir de son poste hospitalier, ce qui constitue une mesure très grave. Il rédige un rapport faisant le bilan de sa carrière qui est remis à la Commission d'examen qui doit statuer sur son sort. Il obtient gain de cause et est maintenu dans ses fonctions, le 27 novembre 1815. Toutefois, il ne perçoit qu'une demi-solde. Il ne recouvre l'intégralité de sa pension qu'en 1818. Il est élu à l'Académie royale de médecine, à sa création, en 1820, à l'Académie des sciences en 1829, 25 ans après sa première candidature, où il succède à Pelletan.

De 1826 à 1836, il est professeur à l'École militaire du Val-de-Grâce. En 1826, il voyage avec son fils en Irlande, en Angleterre, puis en Écosse où il rencontre ses confrères britanniques qui l'accueillent avec joie et honneur.

Lors de la révolution de 1830, il est encore chirurgien en chef de l'hôpital du Gros-Caillou. Il soigne les blessés des émeutes de juillet 1830. Il s'interpose et refuse de livrer ses patients.

Il est promu chirurgien en chef de l'hôtel royal des Invalides en 1831, après avoir réintégré sur l'ordre de Louis-Philippe, le Conseil de santé. En 1832, il structure le Service de santé belge, à la demande du roi des Belges. En 1835, il lutte contre le choléra lors de l'épidémie qui prolifère à Marseille. Devenu autoritaire, impatient et intolérant, il est missionné à l'étranger pour l'éloigner, puis mis à la retraite en 1838. Il en conçoit une profonde amertume. Il n'exerce plus alors qu'en privé. Affublé de son uniforme de Wagram, il est enfin évidemment présent lorsque les cendres de Napoléon sont rapatriées en France, en 1840.

Le 25 juillet 1842, il décède à Lyon, alors qu'il revient d'une tournée d'inspection harassante des hôpitaux d'Algérie. Sa femme était morte quelques jours auparavant sans qu'il le sache. Le 8 août 1850 est inaugurée, au Val-de-Grâce, une statue de Dominique Larrey sculptée par David d'Angers. Une autre a été érigée à l'Académie nationale de médecine en 1856. Une troisième enfin existe à Tarbes. Ses cendres ont été transférées du Père-Lachaise aux Invalides, en 1992, selon Gourdol (2010). Son nom figure sur la 30e colonne du pilier sud de l'Arc de Triomphe.

Il a été présent lors de toutes les campagnes de la Grande Armée : soit 25 campagnes, 200 affrontements, 40 batailles. Il a été blessé à six reprises au feu.

Humaniste confirmé, il ne compte pas son temps et n'économise jamais son énergie au service des blessés. Qu'ils soient amis ou ennemis d'ailleurs, peu lui importe ! Napoléon le porte au plus haut dans son cœur et dans son estime. Il dit de lui, à Sainte-Hélène, avant de mourir, dans son testament où il lui lègue notamment la somme de 100 000 francs : *« C'est l'homme le plus vertueux que j'aie connu. Il a laissé dans mon esprit l'idée du véritable homme de bien. »* À Essling (1809), il n'hésite pas un seul instant à faire tuer ses propres chevaux pour en faire du bouillon qu'il donne à ses patients.

Il n'a jamais été, à son grand regret, professeur à la Faculté de médecine de Paris, car, semble-t-il, Desgenettes et Percy ont fait en sorte de rendre ce pieux rêve inaccessible. Il a postulé à cinq reprises pour des chaires diverses, mais ses candidatures ont toutes été rejetées. Il a essayé de créer deux écoles de chirurgie, une à Madrid et une à Varsovie. Les deux projets ont malheureusement avorté.

Les soldats de la Grande Armée le vénèrent. Alors sur le point de mourir, ils le sauvent au passage de la Bérézina, l'accueillent aux bivouacs, le réchauffent et le nourrissent.

Larrey n'hésite pas à faire acte d'héroïsme. Comme en 1814, à la ferme d'Heurtebise où une ambulance sans protection est menacée par les cosaques, le médecin charge sabre au clair pour sauver 200 blessés.

Sa pratique de l'amputation lui a permis de sauver plus de 75 % de ses blessés, mais surtout a évité la propagation du tétanos.

Il s'est toujours insurgé contre la corruption chez les commissaires et au sein de l'administration du service de santé. Il n'hésitait pas à aller réveiller des généraux, la nuit pour obtenir des fournitures et était craint parce qu'il ne faisait la cour à personne. Tout le monde savait que, s'il n'obtenait pas ce qu'il voulait, c'est-à-dire le mieux pour ses blessés, il irait tout droit chez l'Empereur pour faire valoir ses récriminations.

Dès l'âge de 19 ans, il avait été initié à la franc-maçonnerie.

Il est membre associé des Académies de Vienne, Bruxelles, Munich, Iéna, Turin, Naples et Madrid. Ses livres ont été traduits en anglais, allemand et italien.

- *Félix-Hippolyte Larrey (1808-1895).*

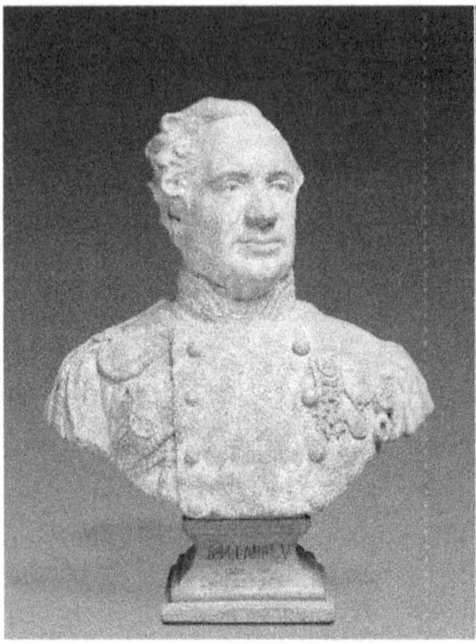

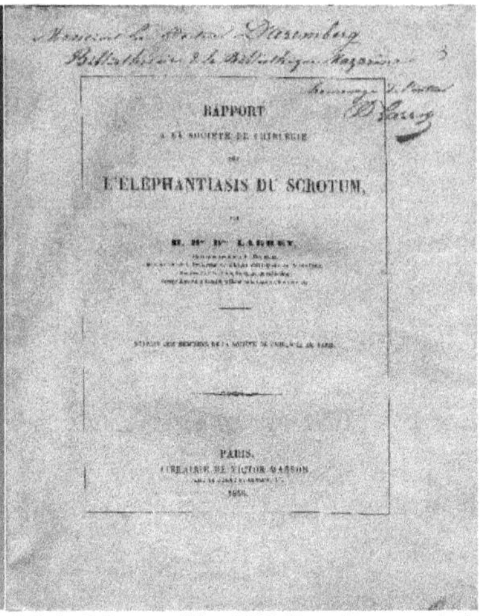
RAPPORT

L'ÉLÉPHANTIASIS DU SCROTUM,

PARIS.

Hippolyte Larrey (1807-1895), par André de Manneville (1896) - plâtre patiné.
Rapport à la Société de chirurgie sur l'éléphantiasis du scrotum,
Paris : V. Masson, 1856, in-4°, 172 p.
(© Bibliothèque de l'Académie nationale de médecine, cliché de Philippe Fuzeau).

« Félix-Hippolyte Larrey fait ses études à Louis-le-Grand. Il débute ses études médicales à la Faculté de médecine de Strasbourg. Il est ensuite admis au Val-de-Grâce en 1828 comme chirurgien-élève de la Faculté de médecine de Paris. En 1829, il est affecté à l'hôpital du Gros-Caillou où son père est chirurgien-chef. Entre 1831 et 1832, il est aide de clinique à l'hôpital du Val-de-Grâce. De 1832 à 1841, il est aide-major. En 1832, il est docteur en médecine, puis, en 1835, agrégé en chirurgie. C'est à ce titre qu'il supplée Cloquet pendant trois ans à l'hôpital des Cliniques. Il devient médecin militaire de 1re classe (1839), chirurgien major au Val-de-Grâce, professeur de pathologie chirurgicale à l'École de médecine et de chirurgie militaire en 1841. Entre 1841 et 1872, il est professeur de clinique à l'hôpital du Val-de-Grâce. Il accompagne son père comme secrétaire en Algérie pendant l'inspection de 1842. » « Il est le chirurgien consultant de Napoléon III dès 1853. En 1858, il est médecin inspecteur de

l'armée et l'année suivante, médecin-chef de l'armée lors de la guerre d'Italie. En 1872, il est mis à la retraite.

Jeune encore, il prend part au siège d'Anvers. Longtemps après, il est chirurgien en chef de l'armée d'Italie. C'est alors qu'il fait prévaloir ses idées sur l'évacuation rapide des blessés après le combat. Lors de la guerre de 1870, il est chargé du service de santé de l'armée du Rhin, mais les événements le ramènent à Paris pour prendre la direction des ambulances.

Hippolyte Larrey publie de nombreux travaux scientifiques, des rapports, des mémoires, et plusieurs ouvrages assez considérables, dans lesquels il traite de la plupart des questions de la chirurgie militaire. Il participe aux travaux sur l'encombrement des hôpitaux, sur l'intoxication nosocomiale. »

« Entre 1877 et 1881, il est député des Hautes-Pyrénées. Il est aussi membre de la Société médicale d'émulation de Paris, de la Société de Chirurgie et de la Société anatomique, membre du Conseil de Santé (président), membre de l'Académie nationale de médecine, élu membre de la section de pathologie externe le 23 juillet 1850. Il devient son président pour 1863.

Enfin, il devient membre de l'Académie de médecine et de chirurgie de Saint-Pétersbourg. »

« Hippolyte Larrey est chevalier (en 1845), puis officier et commandeur de la Légion d'honneur. Il est décoré dans l'Ordre de Saint-Stanislas (Russie), chevalier dans l'Ordre de Léopold (Belgique), commandeur dans l'Ordre de l'Aigle rouge (Prusse), commandeur dans l'Ordre de François-Joseph (Autriche), commandeur dans l'Ordre de la Couronne de Chêne (Pays-Bas), commandeur dans l'Ordre du Medjidié (Empire ottoman), Grand-Officier dans l'Ordre du Lion et du Soleil (Perse) et Grand-Officier dans l'Ordre des Saints-Maurice-et-Saint-Lazare (Italie). » Il est aussi membre de l'Académie de chirurgie et membre de l'Académie des sciences en 1867.

Il se bat toute sa vie pour que la médecine militaire demeure au premier plan de la médecine.

Pour ce qui nous intéresse, Hippolyte Larrey publie son *Rapport à la Société de chirurgie sur l'éléphantiasis du scrotum* à Paris, chez Masson, en 1856. C'est un mémoire de 172 pages.

Références bibliographiques :

Académie nationale de médecine, Collection privée, Paris, 2021.

Beaucour Fernand, « L'Institut d'Égypte et ses travaux », in *Souvenir napoléonien*, http://www.napoleon.org, 1970, n° 255, pp. 11-13.

Bibliothèque interuniversitaire de Santé (BIUS), communication personnelle, Paris, 2010.

Dupont Michel, *Dictionnaire historique des médecins dans et hors de la Médecine*, Larousse (éd.), Paris, 1999.

François M. & Nicaise E., « Larrey Félix Hippolyte, Baron », in *https://cths.fr,* 2021.

Gourdol Jean-Yves, « Baron Dominique Larrey (1766-1842), chirurgien militaire français, baron d'Empire », in *http://www.medarus.org*, 2010, pp. 1-16.

http://www.cheminsdememoire.gouv.fr, *Dominique Larrey (1766-1842)*, sans date, p. 1.

Lemaire Jean-François, *Napoléon et la médecine*, François Bourin (éd.), Paris, 1992.

Lemaire Jean-François, *La médecine napoléonienne*, Nouveau Monde/Fondation Napoléon (éd.), Paris, 2003.

Marchioni J., *Place à Monsieur Larrey, chirurgien de la Garde impériale*, Actes Sud (éd.), Arles, 2003.

Meylemans R., « Les grands noms de l'Empire », in *Ambulance 1809 de la Garde impériale*, http://ambulance1809-gardeimperiale.ibelgique.com, 2010, pp. 1-22.

Vayre P. & Ferrandis J. J., « Dominique Larrey (1766-1842), chirurgien militaire, baron d'Empire. Des misères des batailles aux ors des palais. », in *e-mémoires de l'Académie nationale de chirurgie*, 2004, 3 (1) : 37-46.

Viel Claude & Fournier Josette, « Voici deux cents ans : les pharmaciens et l'expédition d'Égypte », in *Revue d'histoire de la pharmacie*, 1999 ; 322 : 265-267.

Étiologies des lymphœdèmes

. En 1854, Rudolf Virchow affirme le rôle de l'occlusion des vaisseaux lymphatiques ou des ganglions dans les processus inflammatoires. La stase lymphatique est responsable d'un œdème lymphatique. Le lymphœdème est selon lui une pathologie inflammatoire. Toutefois, actuellement nous savons que le traitement anti-inflammatoire n'a pas démontré la réversibilité du lymphœdème.

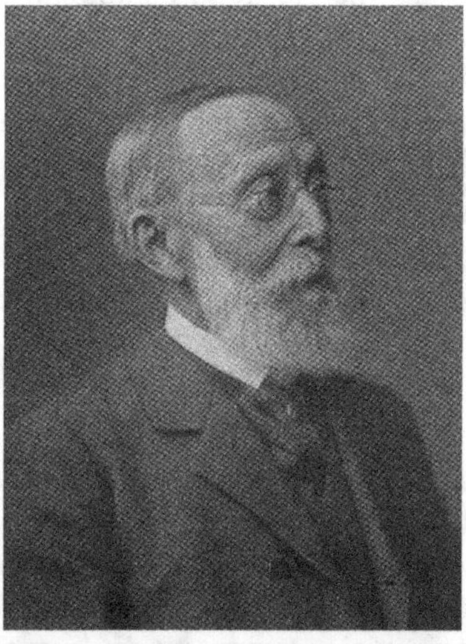

Rudolf Virchow (© Bibliothèque de l'Académie nationale de médecine).

Rudolf Virchow est né le 13 octobre 1821, dans la province de Poméranie. Il est mort le 5 septembre 1902, à 80 ans, à Berlin.

Il fait ses études au Friedrich-Wilhelm-Institut, académie de médecine militaire de Berlin où il est boursier et l'élève de Schönlein. Après ses études de médecine, il passe un doctorat de pathologie en 1843 avec une thèse intitulée *De rheumate praesertim corneae* soutenue à l'hôpital universitaire de la Charité de Berlin. Puis, il travaille au service de dissection de l'hôpital de la Charité. En

1848, il participe à la Révolution de Mars. Il est obligé d'accepter un poste à l'université de Wurtzbourg. À partir de 1849, il enseigne dans cette université. En 1855, il suggère que : *« Toute cellule provient d'une autre cellule ».*

En 1856, il revient à Berlin et prend en charge la chaire de professeur ordinaire de pathologie nouvellement créée. En même temps, il retrouve son ancien service de dissection de la Charité où il reste pendant 46 ans, soit jusqu'à sa mort. Il développe la collection de cas pathologiques existante et, dès 1899, celle-ci siège au musée pathologique anatomique nouvellement construit. C'est aujourd'hui le musée historique de la médecine de Berlin qui se situe à l'hôpital de la Charité.

En 1858, il publie sa théorie de la pathologie cellulaire d'après laquelle les maladies ont leurs origines dans des altérations des cellules du corps. Cette découverte lui apporte une renommée mondiale. En outre, il travaille comme historien de la médecine et publie dans plusieurs revues.

Le 4 janvier 1902, rue de Leipzig, en sautant du tramway encore en marche, qui l'amène à une réunion de la Société de géologie, Virchow se brise le col du fémur. Sa santé se met à défaillir. Il meurt à Berlin huit mois après l'accident, le 5 septembre 1902. Son monument funéraire se trouve dans le vieux cimetière à Berlin-Schöneberg.

Virchow a travaillé aussi comme hygiéniste et a conseillé les gouvernements lors d'épidémies. L'assemblée des naturalistes et des médecins allemands a étudié la question des eaux usées et son association scientifique a planifié l'aménagement d'un tout-à-l'égout et d'un approvisionnement en eau potable dès les années 1870.

Virchow est un médecin pathologiste et un homme politique prussien considéré comme l'un des fondateurs de l'anatomie pathologique moderne. Il se fait le promoteur d'une médecine strictement orientée vers les sciences naturelles.

Il est aussi un homme politique représentant le parti progressiste allemand. De 1880 à 1893, il est membre du Reichstag.

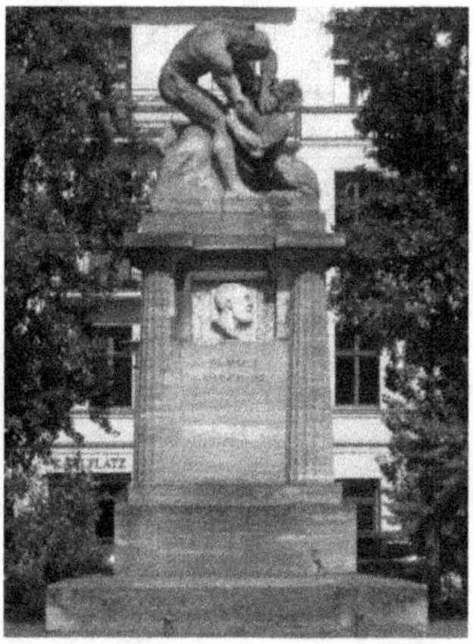

Monument conçu en hommage à Rudolf Virchow (Œuvre de Fritz Klimsch) à Berlin, sur la Karlplatz (Collection personnelle).

. Le Dr Frederick Bancroft est né le 25 mai 1834 et mort le 17 janvier 1903. Il est né dans le Connecticut. Il étudie à l'Académie du Massachusetts et au Séminaire de Charlottesville à New York avant d'étudier la médecine à l'université de Buffalo où il est nommé docteur. Il gagne Colorado, le 1er juin 1866. Il a officié en tant que chirurgien durant la Guerre de Sécession (1861-1865) avant de rejoindre le Colorado où il est vite considéré comme l'un des meilleurs médecins selon le *San Francisco Chronicle.*

En 1870, lui et la Denver Medical Association créent le système de santé de Denver qui contribue à améliorer la santé de ses concitoyens. En 1870, la tuberculose devient une maladie courante dans la cité. En 1876, Bancroft est le premier président du Colorado's State Board of Health. Il devient professeur à l'université de Denver et au Colorado Seminary Medical Department en 1881.

Il prend des mesures de santé publique afin de prévenir les maladies transmissibles et notamment la prostitution où la syphilis sévit.

Bancroft a compris l'importance de pasteuriser le lait à la ferme. Il écrit aussi à propos du climat et sur les maladies qui en dépendent. Il fait des recherches pour savoir à quelle altitude les enfants se développent le mieux mentalement et physiquement.

Bancroft a démontré que les lymphœdèmes parasitaires existent (1866). Il a prouvé que le lymphœdème se traduit par une hypertrophie de la peau et du tissu sous-cutané. Il conclut que cette augmentation de volume de la peau est en relation avec les troubles locaux de la circulation. Il responsabilise alors les inflammations chroniques des vaisseaux sanguins et lymphatiques. L'évolution et l'aggravation de l'affection sont, selon lui, en rapport avec des poussées d'éléphantiasis qui se reproduisent à intervalles irréguliers.

Bancroft est décédé d'insuffisance cardiaque à San Diego en Californie.

. Moriz Kaposi naît en Hongrie en 1837 et décède en 1902, à Vienne en Autriche. Dans son traité sur les maladies de la peau (1881), il fait une longue place à la description de l'éléphantiasis. Selon lui, l'éléphantiasis, qui est un nom commun féminin, se traduit par une hypertrophie de la peau et du tissu sous-cutané. Il met cette augmentation de volume en relation avec les troubles locaux de la circulation. Il étudie les inflammations chroniques des vaisseaux sanguins et des lymphatiques. Selon Kaposi, cette affection se développe de façon préférentielle au niveau des membres inférieurs. Elle est plus volontiers unilatérale et distale, localisée au niveau du pied et de la jambe, mais la cuisse peut être atteinte. D'autre part, il constate que les formes bilatérales existent. Cette réalité est prouvée avec une atteinte génitale masculine affectant les bourses et le pénis, et, chez la femme, avec une lésion sur les grandes et petites lèvres, et le clitoris. À cette époque, les formes atteignant le membre supérieur et le visage demeurent exceptionnelles. Kaposi écrit que *« les grosses jambes »* sont parfois en relation avec une filaire, des lymphangites chroniques, des obstructions lymphatiques ou des complications résultant d'une insuffisance veineuse. L'éléphantiasis forme, selon lui, un tableau clinique ayant plusieurs étiologies. Kaposi démontre celui de l'éléphantiasis congénital. Il décrit le tableau de lymphœdème secondaire du membre supérieur par obstruction ganglionnaire du creux axillaire, lorsqu'il existe un cancer du sein. En 1855, Kaposi débute ses études de médecine à l'université de Vienne et obtient son doctorat en 1861. Sa thèse *Dermatologie et Syphilis* soutenue en 1866 apporte une importante contribution dans ce domaine. Il est nommé professeur à l'université de Vienne en 1875 et, en 1881, il est nommé membre du bureau de la direction du Vienna General Hospital et directeur de la clinique des maladies de peau. Avec son parent Ferdinand Ritter von Hebra, il termine le livre *Lerbuch der Hautkrankheiten in Vorlesungern für praktischer Ärzte und Studierende (Pathology und Therapy) of the skin.* Il a décrit la xeroderma pigmentosum, une maladie génétique. Kaposi est le premier à étudier le lupus érythémateux. Il a insisté sur l'avantage de l'examen histologique dans le diagnostic des maladies dermatologiques. En 1872, son nom entre dans l'histoire de la médecine lorsqu'il décrit pour la première fois le sarcome de Kaposi, un cancer de la peau, qu'il décrit chez cinq hommes, qu'il nomme d'abord sarcome idiopathique multipigmenté. Plus d'un siècle plus tard, la description de cette maladie chez des hommes gay à New York et à San Francisco aux États-Unis permet la découverte d'une nouvelle maladie appelée AIDS. Le sarcome de Kaposi est par ailleurs le cancer le plus décrit dans l'Afrique subsaharienne. Moritz Kaposi est considéré comme un des grands maîtres de l'École de dermatologie de Vienne. C'est un clinicien renommé et un enseignant de talent. Il devient le patron de l'École de dermatologie de Vienne, après le décès de Hebra en 1880. Il a réalisé huit travaux scientifiques majeurs. Il a écrit plus de 150 livres et articles.

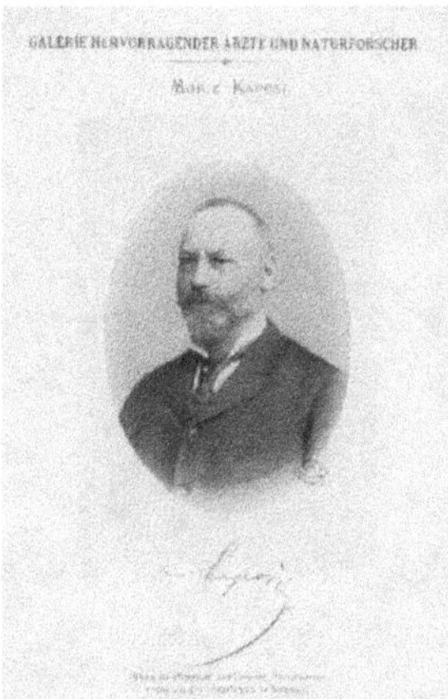

Moriz Kaposi (1837-1902)
(© BIU Santé, CIPB0676).

. Pierre-Gaston-Léon-Jean de Taroni (1858 - ?) publie sa thèse de médecine à Bordeaux, en 1887, sur *« l'étude de l'éléphantiasis du scrotum des indigènes de la Nouvelle-Calédonie et des îles environnantes. »* Il fait référence dans son travail à tous les auteurs déjà cités.

Il observe que l'engorgement du système lymphatique par obstruction provoque sa dilatation en amont de la zone de blocage. De Taroni décrit l'apparition d'un œdème blanc et mou, puis progressivement dur. Il décrit à son tour, comme d'autres auteurs précédents, son traitement par une chirurgie de résection.

Les différents aspects des lymphœdèmes en 1880

Moritz Kaposi (1881) donne une description clinique précise du lymphœdème du membre inférieur. Les orteils sont noyés dans l'œdème du pied et celui-ci s'élargit. L'œdème prend le godet au début. L'aspect du dos du pied est modifié. Des sillons cutanés transversaux barrent l'articulation tibio-tarsienne et les gouttières rétromalléolaires se comblent. La peau prend des aspects différents : soit elle reste lisse et c'est l'éléphantiasis glabre, soit elle devient rugueuse et c'est l'éléphantiasis tubéreux. Dans d'autres cas, la peau se recouvre de verrues.

Moritz Kaposi décrit des formes d'éléphantiasis circonférentielles ou sous forme de traînées de lymphœdème. Il réalise la description clinique de ces lésions, puis celle des atteintes et des modifications des éléments du tissu sous-cutané. Il décrit aussi des canaux lymphatiques dilatés.

Teichman rapporte l'atteinte lymphatique : c'est une dilatation ampullaire des vaisseaux lymphatiques remplis de lymphe. Il signale aussi les travaux d'autres auteurs qui différencient l'œdème par obstruction mécanique veineuse de celui qui est inflammatoire. Il semble que le terme *« d'œdème lymphatique »* apparaît pour la première fois dans le vocabulaire médical et il est décrit par Rudolf Virchow. La description faite par cet auteur est actuelle, car il précise que la présence des sérosités associées à celle des globules blancs dans le tissu interstitiel entraîne une néoformation hypertrophique de tissu conjonctif. Dès 1881, cette notion apparaît dans la littérature médicale. Le lymphœdème est compris comme étant souvent secondaire à une réaction infectieuse touchant le système lymphatique.

En 1889, Henry Meige réalise la description des modifications histologiques de l'insuffisance lymphatique.

Henry Meige est né le 11 février 1866 et est mort le 29 septembre 1940 à 74 ans. Il fait ses études de médecine à Paris où il est l'élève de Charcot et l'un de ses derniers internes. Il obtient son doctorat en 1893, l'année de la mort de celui-ci. Il exerce ensuite à la Salpêtrière et à l'École des Beaux-Arts où il est nommé professeur d'anatomie artistique en 1920, comme Paul Richet, qui est un autre élève de Charcot, l'a été avant lui.

Avec Édouard Brissaud (1852-1909), il s'intéresse aux déformations squelettiques de l'acromégalie. Il conclut que le gigantisme des adolescents et l'acromégalie de l'adulte sont deux manifestations différentes d'un même désordre endocrinien. Durant la Première Guerre mondiale, il mène des études sur les neuropathies périphériques en collaboration avec Pierre Marie (1853-1940). Meige est surtout connu pour ses travaux sur les désordres du système extrapyramidal. En 1902, il publie avec Eugène Feindel ses découvertes sur les troubles moteurs, le blépharospasme et les tics. À la différence de Charcot, Meige affirme que les désordres extrapyramidaux sont les manifestations d'altérations pathologiques situées en dehors des voies pyramidales. Il a décrit les modifications histologiques du lymphœdème. Henry Meige est un neurologue français à qui l'on doit la description du blépharospasme et de la dystonie orofaciale à laquelle il a donné son nom (syndrome de Meige). Il était professeur d'anatomie à l'École des Beaux-Arts et membre de l'Académie de médecine. Il publie dans la presse médicale la « *Dystrophie œdémateuse héréditaire ou trophœdème familial* ».

Il décrit le cas d'une jeune fille de 17 ans ayant consulté en 1898 pour un œdème d'un membre inférieur, anomalie qui se retrouve dans sa famille depuis plusieurs générations.

Henry Meige laisse le souvenir d'un médecin ayant une grande sensibilité artistique. Il était connu pour délaisser conférences et discussions lors des congrès médicaux pour aller visiter les musées d'art de villes comme Madrid, Bruxelles et Londres.

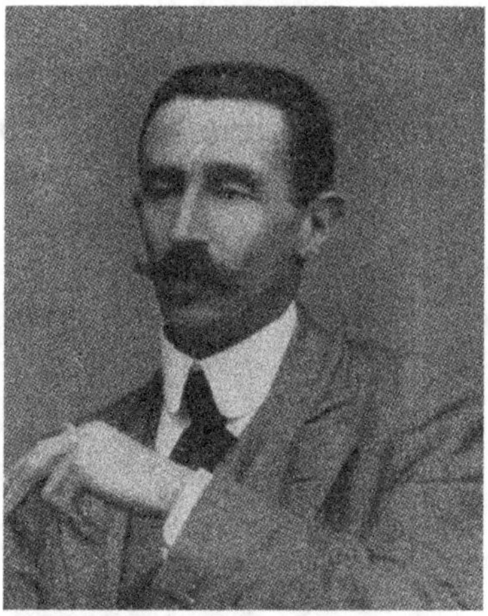

Henry Meige (© Bibliothèque de l'Académie nationale de médecine).

La conception de Henry Meige en 1889 sous-entend qu'il existe un problème neurologique et, en fait, il s'agit, selon lui, d'une origine génétique. En 1893, des descriptions de lymphœdème post-infection apparaissent.

En 1893, de Brun publie *« Maladies des pays chauds, maladies de l'appareil digestif, des lymphatiques et de la peau ».* Selon lui, les lymphangites des pays chauds sont fréquentes à la Réunion et au Brésil. Ainsi, certains décrivent une forme appelée *« érysipèle de Rio ».* Un accès fébrile est le début de la maladie avec une température de 40 °C, voire de 41 °C, accompagnée de signes généraux comme des vomissements et de la diarrhée. Ces accès se reproduisent pendant plusieurs jours et font confondre ces épisodes infectieux avec des poussées de paludisme. L'évolution des lymphangites est soit la guérison, soit le passage à l'état chronique avec un œdème cyanosé et des réactions infectieuses récidivantes pouvant provoquer la mort avec le passage de germes dans le sang, aboutissant *in fine* à une septicémie. Cette évolution mortelle est inéluctable en raison de l'absence d'une antibiothérapie appropriée.

En 1893, de Brun, en cas du passage à un état chronique de la maladie, précise : *« Bientôt, le tissu interstitiel devient le siège d'une prolifération embryonnaire dont les éléments, en parvenant à l'état adulte, donnent aux tissus une résistance spéciale ».*

Griffon, en 1906, quant à lui, décrit un cas rapporté par Földi : « Un marin développe un lymphœdème du membre inférieur après une morsure de poisson suivie par des crises multiples d'érysipèle. » Griffon précise que ce cas ne peut pas être expliqué par une diminution de la circulation veineuse ni une modification du système nerveux.

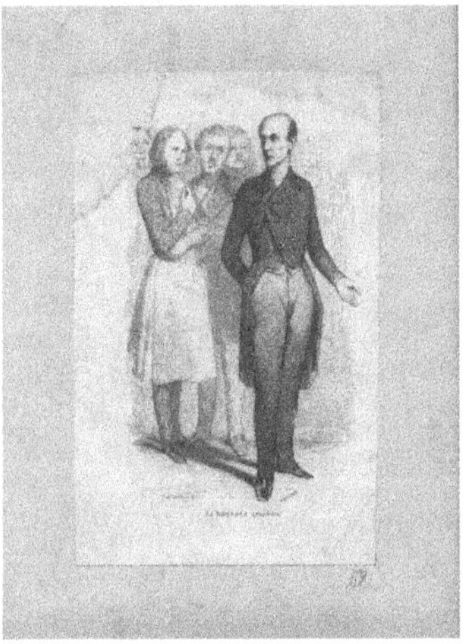

Dr Vincent Griffon, le moustachu (© BIU Santé – CIPB0559).

Vincent Griffon (1872-1911) est interne à l'hôpital Saint-Louis, nommé médecin des hôpitaux en 1904. Il a été lauréat de l'Académie de médecine et de l'Académie des sciences. Fait chevalier de la Légion d'honneur, il succombe à Etel, dans le Morbihan en secourant un pêcheur souffrant d'une pleurésie purulente. L'inoculation du pus lui a occasionné un phlegmon mortel.

William Halsted est né à New York, le 23 septembre 1852, et décède en 1922, à Baltimore. Diplômé du collège de Yale, il s'inscrit à la Faculté de médecine et de chirurgie de l'université de Columbia. Il obtient son doctorat en médecine en 1887. Il entre comme médecin stagiaire à l'hôpital presbytérien de New York. Il y introduit l'usage de la feuille de suivi avec prise systématique de la température, du pouls, du rythme respiratoire du patient. Il part ensuite pour l'Europe, à Vienne plus exactement, auprès de chirurgiens renommés : Edouardo Bassini, Theodor Billroth, Hans Chiari, Jan Mikulicz-Radecki, Richard von Volkmann, Emil Zuckerkandl. Il s'inspire de leur pratique dans son quotidien professionnel : se laver les mains avant les opérations, désinfecter la peau des patients avec des antiseptiques, réaliser l'hémostase des vaisseaux pour éviter les hémorragies. Il rapporte ces usages, avec lui, aux États-Unis.

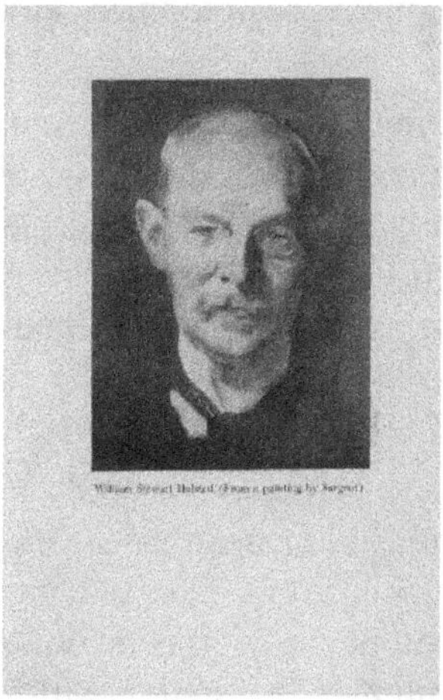

Portrait de William Stewart Halsted, par Sargent (© BIU Santé).

Il revient à New York en 1880 et il mène une activité énergique. C'est un professeur populaire et un inspirateur. En 1882, il réussit une des premières opérations de cholécystectomie sur sa propre mère, en l'opérant sur une table de cuisine à deux heures du matin. En 1884, il lit un rapport de Karl Koller sur l'action anesthésiante de la cocaïne instillée dans l'œil. Il comprend l'importance du phénomène. Avec des collègues médecins, il expérimente la cocaïne selon la méthode apprise en Europe. Cette substance en injection produit un effet anesthésique efficace et sûr. Après usage sur lui-même, il s'intoxique à la cocaïne et doit suivre une cure de désintoxication au sanatorium à Providence dans Rhode Island. On essaie de le sevrer en lui administrant de la morphine. En fait, Halsted devient dépendant des deux drogues. Cependant, il continue à exercer comme chirurgien et médecin compétent. Il se rend alors à Baltimore dans le Maryland, à l'hôpital Johns-Hopkins récemment construit. En 1889, il devient le premier directeur du département de chirurgie. En 1890, il est nommé chirurgien-chef et devient professeur de chirurgie en 1892. Il inaugure le système de la résidence de chirurgie : elle commence par un internat et se poursuit par six années d'assistanat et s'achève par deux ans de pratique opératoire. Halsted aura des résidents et de nombreux chirurgiens réputés comme élèves : Harvey Cushing, Walter Dandy notamment, des pionniers en neurochirurgie et en urologie.

Halsted est le premier à pratiquer l'hémostase rigoureuse, la dissection anatomique, le respect des tissus à manipuler avec douceur, la stérilisation, la suture des plaies, la manipulation douce des tissus. Surtout, il effectue la première mastectomie radicale pour cancer du sein avec curage ganglionnaire. On lui doit la description d'un des premiers traitements chirurgicaux radicaux du cancer du sein en 1896. Il publie un article sur les séquelles de cette chirurgie.

Il décrit les éléphantiasis du membre supérieur qui affectent les survivantes de cette chirurgie. Ces œdèmes sont énormes. La participation lymphatique ne fait pas de doute et nous savons que l'évidement ganglionnaire du creux axillaire pour les curages ganglionnaires provoque un œdème veineux. Le pelage chirurgical des nœuds (ganglions) lymphatiques axillaires le long de la veine induit un phlebœdème avec sténose des vaisseaux.

Il introduit la chirurgie de la thyroïde, de la vésicule biliaire, des hernies, des anévrismes veineux et artériels. Il invente avec le fabricant de pneumatique Goodyear Rubber Company les gants chirurgicaux en latex pour son infirmière Caroline Hampton qui souffre alors d'ulcérations cutanées et d'eczéma suite à la désinfection de ses mains. De plus, Halsted est un professeur remarquable et ses élèves appartiennent à l'élite de la chirurgie américaine. Halsted est un des pionniers de l'asepsie, de l'anesthésie chirurgicale. Il est l'un des quatre grands médecins fondateurs de l'hôpital Johns Hopkins.

Il a inventé un grand nombre de procédés opératoires importants. Son influence a été considérable : il a beaucoup contribué à améliorer les rapports avec le patient. En effet, les chirurgiens avaient tendance à oublier la personne réelle et sensible du patient sur la table d'opération. Halsted a changé tout cela. Il a fait remarquer que ce n'est pas parce que les tissus se taisent quand on les manipule qu'ils ne souffrent pas ni ne meurent. Il a étudié le pouvoir de récupération naturelle du corps et montré comment on peut s'en servir pour aider le patient. Il a mis en garde contre les audaces téméraires et enseigné que le chirurgien ne doit au contraire s'avancer qu'avec circonspection. Bien que privé de foi, il a rendu son sens au mot ancien d'Ambroise Paré : *« Je le pansay, Dieu le guérit »*. Au sortir des salles d'opération, les jeunes gens ont été merveilleusement formés et appartiennent encore aujourd'hui à l'élite de la chirurgie américaine.

L'opération de Halsted de référence est la mastectomie radicale pour cancer du sein. Le procédé essentiel de Halsted est la herniorraphie de la hernie inguinale. La suture privilégiée par Halsted est la suture sous-cutanée. La pince moustique (mosquito forceps) de Halsted est une pince hémostatique courbe et très fine.

La chirurgie lymphatique avant 1925 : Emmanuel Kondoléon

par le Dr Xavier Riaud & le Pr Michel Germain.

En 1892, Marcille et Poirier injectent du bleu de Prusse dans les lymphatiques.

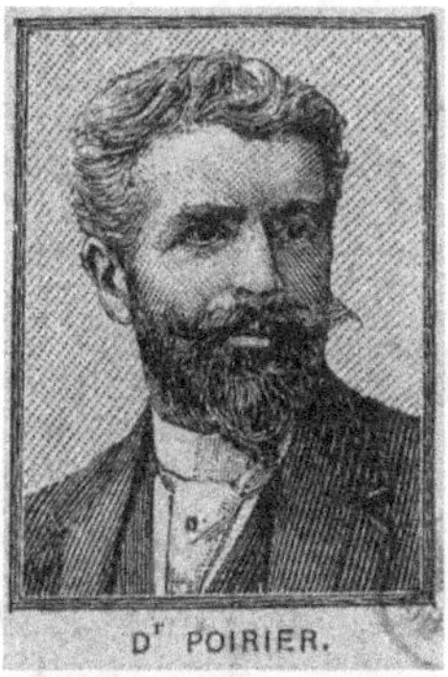

Paul Julien Poirier (1853-1907)
(© BIU Santé – CIPA0004).

1930 : Drinker, Sousa Pereira et Monteiro injectent des suspensions de graphite dans les collecteurs lymphatiques, puis du lipiodol.

En 1933, Nakashima et Makoto font des études identiques.

En 1945, Servelle fait des injections rétrogrades.

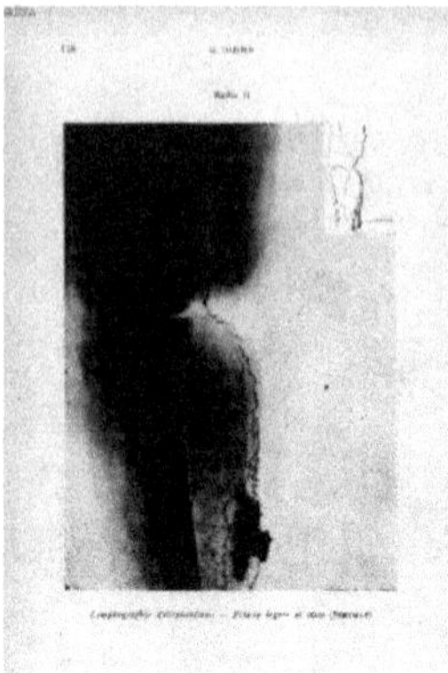

Médecine tropicale :
Revue du corps de santé colonial (1947)
(© BIU Santé – CIPA0004).

En 1952, Kimmonth réalise la première lymphographie.
En 1962, Desprez réalise la première lymphoscintigraphie isotopique.

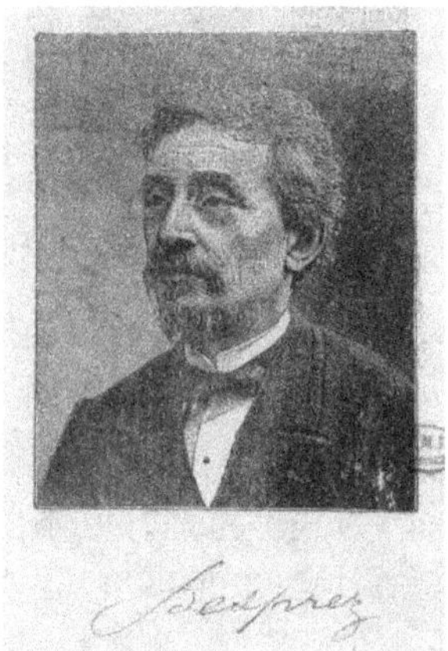

Desprez (© BIU Santé – CIPB0483).

En 1963, Picard divulgue la lymphographie en France, la mammographie et injecte le bleu patenté pour objectiver le ganglion sentinelle.

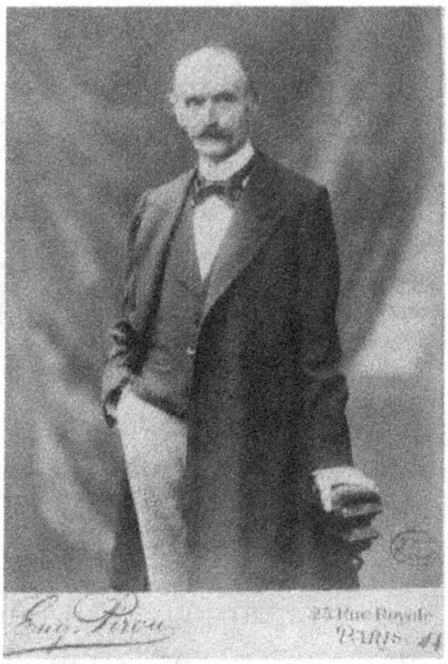
Picard (© BIU Santé – CIPH0044).

La physiologie se développe.

1960 : Földi et Szabo précisent la physiologie lymphatique.

De 1967 à 1983, Casley-Smith étudie la perméabilité capillaire et la microcirculation.

De 1970 à 1980, Geneviève Hidden précise l'anatomie lymphatique et réalise des œdèmes expérimentaux.

En 1976, Godart étudie la microcirculation lymphatique.

Parmi les chirurgiens grecs apparaît une figure, celle d'Emmanuel Kondoléon (1879-1940). Sa personnalité scientifique brillante, son enseignement et ses publications excellentes font de lui un distingué professeur de pathologie chirurgicale.

Au début du XXe siècle, peu de choses sont connues sur le lymphœdème et spécialement sur son traitement.

Emmanuel Kondoléon est arrivé avec sa technique originale qui a amélioré le traitement chirurgical du lymphœdème pendant plus de 50 ans.

Le procédé de Kondoléon inclut l'excision du fascia avec l'excision partielle des tissus hypertrophiques.

Son histoire fabuleuse a inspiré les générations de médecins. De nouvelles voies de dérivation lymphatique ont été décrites par ce chirurgien.

En 1912, les observations faites par Kondoléon en dix ans, depuis l'introduction des larges excisions aponévrotiques pour le traitement des œdèmes lymphatiques, ont permis une analyse et une mise au point précises de cette pathologie.

À l'issue de ses constatations, trois questions sont apparues.

. Les grandes excisions de l'aponévrose constituent-elles un traitement radical ?

. L'ouverture d'une large communication entre les couches sous-dermiques et les muscles correspond-elle à la création d'une voie nouvelle et durable de la circulation lymphatique ?

. Ou bien s'agit-il simplement d'une absorption massive de lymphe stagnant dans les tissus malades ?

En 1863, Félix Marie Louis Lejars naît en Eure-et-Loir. Il meurt en 1932, à Paris. En 1882, il est externe des hôpitaux de Paris, interne en 1884, chirurgien en 1891. En 1899, il est chef de service à la maison de santé municipale, à l'hôpital Tenon, puis à l'hôpital Saint-Antoine en 1906. À partir de cette date, il demeure et vit à l'hôpital.

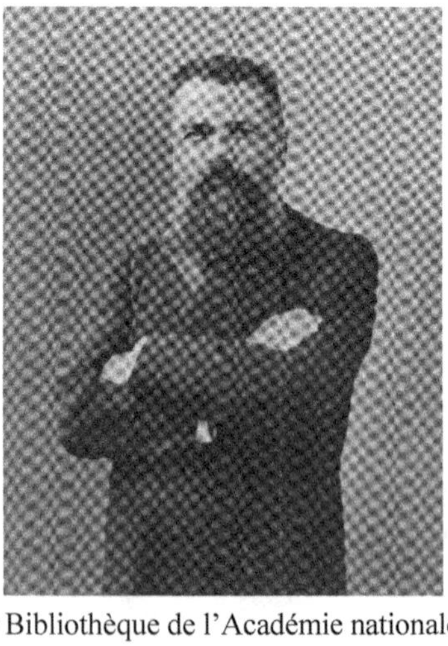

Félix Lejars (© Bibliothèque de l'Académie nationale de médecine).

Professeur à la clinique chirurgicale à la Faculté de Paris, il est membre de la Société de chirurgie. Médecin principal de 1re classe, il est en septembre 1917 au poste avancé de Beaurieu et, plus tard, en Italie à la prise du mont Toba. La Croix de guerre lui est décernée. Il a écrit plusieurs ouvrages dont le *Traité de chirurgie d'urgence* publié à de nombreuses éditions et traduit dans plusieurs langues. Après la guerre de 1914-1918, Lejars est nommé professeur de clinique chirurgicale à l'hôpital Saint- Antoine dans le service qu'il occupait dès 1906, mais qu'il réorganise alors dans le but de l'adapter à l'enseignement des stagiaires, auquel il se consacre tout entier. Il reçoit plusieurs titres : membre de l'Académie de médecine en 1924, puis commandeur de la Légion d'honneur.

En 1913, Lejars décrit le cas d'une femme de 40 ans qui présente depuis dix ans un œdème chronique au membre inférieur droit. Lejars réalise l'excision d'une partie de l'aponévrose profonde de ce membre. Une amélioration notable est observée, sans pouvoir malheureusement parler de guérison.

D'autres interventions chez des malades du même type se succèdent, avec des protocoles qui évoluent, et sont relatées comme autant d'observations. Les voici.

En 1913, Boecker, de son côté, opère une femme de 58 ans ayant un œdème lymphatique de tout le membre supérieur gauche après une amputation du sein gauche et un curage axillaire. Chez cette femme, la circonférence de la lésion est de 38 cm au milieu du bras, de 34 cm sur l'avant-bras et de 24 cm sur la main. Après l'excision d'une bande aponévrotique longue de 15 cm et large de 4 cm au bras, l'œdème diminue à 35 cm au bras et à 33 cm à l'avant-bras et à 23 cm à la main. Cette amélioration se maintient deux mois après l'opération.

En 1913 également, l'observation de Matas se rapporte à une femme de 46 ans souffrant depuis 14 ans d'un éléphantiasis invétéré du membre inférieur droit survenu à la suite d'un accès d'érysipèle.

Le résultat des ablations aponévrotiques est satisfaisant et l'amélioration se maintient 5 mois après l'opération. Matas rapporte dans son travail un autre cas américain, celui de Gressner : un œdème lymphatique de la jambe gauche qui guérit après de larges excisions de bandes aponévrotiques.

En 1915, Strasser publie un cas concernant une femme de 50 ans ayant remarqué depuis 10 ans un œdème du membre inférieur gauche augmentant peu à peu et qui finit par constituer un éléphantiasis colossal de tout le membre. Par l'excision de grandes parties aponévrotiques au moyen de deux longues incisions à la cuisse et à la jambe, l'œdème diminue considérablement, mais la malade ne fut pas suivie. On ne peut donc pas juger des résultats.

En 1920, Thomas Green, dans un cas d'éléphantiasis avancé du membre inférieur droit, développé à la suite d'un accès d'érysipèle, modifie la méthode initiale de Kondoléon en excisant non seulement l'aponévrose, mais aussi une bande rhomboïde (losange) de peau d'une largeur de 3 travers de doigt sur toute la longueur de l'incision. Le résultat est bon, mais sa durée d'observation n'est pas précisée.

L'observation de Barber concerne un ouvrier de 34 ans présentant un œdème lymphatique du bras et de l'avant-bras droit à la suite d'un phlegmon, guéri depuis longtemps. Ce malade est opéré à deux reprises en deux mois : d'abord à la partie interne, puis à la deuxième opération à la face externe de l'avant-bras, il effectue une excision aponévrotique. La guérison se maintient complète six mois après la seconde intervention. La circonférence de l'avant-bras opéré est alors égale à celle du côté sain.

En 1915, Hill opère deux cas. Dans le premier cas, il s'agit d'un éléphantiasis du scrotum et du pénis à la suite d'une extirpation totale des ganglions inguinaux, et, dans le second cas, d'un éléphantiasis typique du membre inférieur gauche chez un Africain de 40 ans. Contre l'œdème du scrotum, il pratique, en plus de larges incisions, l'ablation d'une grande partie de la peau.

Dans les deux cas, le résultat immédiat est bon, mais rien n'est signalé sur les suites éloignées de ces deux cas.

En 1918, Sistrunk décrit trois opérations à la clinique Mayo à Rochester (USA). La première malade présente un éléphantiasis congénital du membre inférieur noté depuis l'âge d'un an. Après avoir tenté sans succès la méthode de Handley, on pratique de larges excisions aponévrotiques grâce à deux longues incisions, à la face interne et externe du membre. L'œdème se réduit considérablement. L'amélioration se poursuit six mois après l'opération. Le deuxième cas concerne une femme de vingt ans qui présente un œdème lymphatique chronique de tout le membre supérieur gauche suite à une inflammation de vaccine. L'opération avec excision aponévrotique cause une grande amélioration dont la durée n'est pas précisée dans cet article. Le troisième cas est celui d'une femme ayant un œdème lymphatique du bras gauche survenu après l'évidemment de l'aisselle pour un cancer du sein. Par deux longues incisions à la face externe et interne du bras et de l'avant-bras, l'aponévrose est excisée en partie et l'œdème régresse. Cette amélioration a duré deux mois et demi après l'opération.

En 1921, Haubenreisser publie, en plusieurs intervalles, quatre cas de lymphœdème des membres inférieurs. Dans le premier cas, l'œdème augmente de 5 cm après l'opération, mais les douleurs disparaissent et la capacité de travail se trouve rétablie. Dans le deuxième cas, la diminution de l'œdème au coup de pied atteint 3-5 cm. Enfin, le troisième cas présente une différence de diamètre de 4 cm, à la suite de l'intervention. Le quatrième cas n'est pas documenté.

En 1914, Royster pratique aussi les excisions aponévrotiques chez un mulâtre de 23 ans qui, après une inflammation de la jambe droite, présente un éléphantiasis s'étendant du genou aux malléoles. La circonférence de la jambe qui mesure 44 cm diminue de 10 cm après l'excision de larges bandes aponévrotiques. Ce résultat persiste quatre mois après l'opération.

En 1921, Mauclair rapporte, à la Société de chirurgie de Paris, les bons résultats qu'il a obtenus en appliquant cette méthode dans les cas d'œdème lymphatique des membres supérieurs, survenus à la suite de l'extirpation des ganglions axillaires. Au moyen d'incisions en L prolongées jusqu'à la région thoracique en avant et scapulaire en arrière, il obtient une dérivation lymphatique suffisante.

En 1923, Lefèvre, dans une étude très documentée sur le traitement chirurgical de l'éléphantiasis des membres, rapporte tous les cas publiés jusque-là et ajoute une intéressante observation personnelle d'œdème lymphatique chronique de deux membres où l'on a appliqué dans la même séance la méthode de Walther à droite et celle de Kondoléon à gauche. Le procédé de Walther voit l'introduction d'un tube en caoutchouc, traversant l'aponévrose profonde et allant des parties malades aux tissus sains. Les mensurations de la circonférence des membres prises avant et après l'intervention montrent que l'amélioration a été égale des deux côtés.

En 1922, Caprioli décrit un cas d'œdème lymphatique du membre supérieur droit, guéri au moyen de larges excisions de l'aponévrose faites en deux séances. À la seconde intervention, il laisse les lèvres de l'excision de l'aponévrose grandes ouvertes et obtient un bon résultat, ce que démontrent les photographies prises avant et après l'opération.

Dans toutes ces observations citées plus haut, le temps écoulé depuis l'intervention est trop court pour permettre une conclusion définitive sur les résultats éloignés de l'opération.

De l'année 1912 jusqu'en 1922, Kondoléon a eu l'occasion d'opérer 20 malades d'un œdème lymphatique chronique, accompagné d'un état éléphantiasique plus ou moins marqué. Sur ces 20 cas, 24 interventions ont été réalisées, en effet il a opéré un malade trois fois, deux autres malades deux fois chacun pour obtenir un résultat satisfaisant et durable.

En 1912, voici quelques cas caractéristiques que Kondoléon a suivis longtemps après l'opération. Le premier cas est celui d'une femme de 44 ans, souffrant depuis l'âge de 14 ans d'un œdème lymphatique des deux jambes, s'étendant du genou aux orteils. Cet œdème s'est développé graduellement, pendant une période de trente ans à la suite d'attaques répétées d'érysipèle. Chaque nouvelle attaque a pour effet une augmentation de volume du membre, sans que la malade n'ait jamais observé une diminution spontanée de l'œdème. Elle a été opérée le 27 avril 1912. L'auteur pratique l'excision de larges bandes aponévrotiques au moyen d'incisions multiples à la face externe et interne des deux jambes. L'œdème se réduit jusqu'à 12 cm et la malade peut marcher librement après l'opération. La diminution de l'œdème continue pendant deux ans quand, à la suite d'une nouvelle attaque de l'ancien érysipèle, l'œdème reparaît avec toute son intensité d'avant l'opération. Mais, cette augmentation de volume ne dure que quelques jours. Après quoi, l'œdème lymphatique se résorbe spontanément, ce qui n'avait jamais été observé durant les trente ans qu'a duré l'affection. Huit ans après l'opération, il existe toujours la même diminution de l'œdème et la femme a recouvré une marche libre sans aucune gêne. La durée de la guérison pendant huit ans et la disparition spontanée de l'œdème érysipélateux, survenu deux ans après l'opération, prouvent que, dans ce cas, les larges excisions de l'aponévrose ont créé une nouvelle et durable voie de circulation de la lymphe, retenue pendant trente ans.

Le second cas est celui d'un jeune homme de 17 ans, présentant depuis douze ans un éléphantiasis de la jambe droite. Il a été opéré deux fois. À la première opération faite le 1er avril 1912, une simple incision de l'aponévrose profonde est pratiquée. L'œdème diminue, mais une certaine gêne persiste encore pendant la marche. À la seconde opération pratiquée le 23 mai 1912, le chirurgien fait une large excision aponévrotique, sur toute la longueur de l'incision de la peau. À la suite de cette dernière intervention, la guérison est complète et se maintient pendant deux ans.

Le troisième cas est celui d'un homme de 64 ans présentant un œdème lymphatique de la jambe droite, consécutif à une ancienne tuberculose du genou guérie depuis longtemps. La guérison de la tuberculose se manifeste par une sclérose avancée de toutes les parties molles du genou, qui empêche la circulation lymphatique du membre et provoque ainsi l'œdème chronique. Après l'excision de larges parties de l'aponévrose à la face interne et externe de la jambe, on note une grande réduction de l'œdème jusqu'à 8 cm. Deux ans après, le membre a de nouveau augmenté de volume. L'état du malade reste le même pendant quelques années.

Le quatrième cas est celui d'une femme mariée, âgée de trente ans. Dix ans auparavant, elle présente, sans cause apparente, un gonflement de tout le membre inférieur gauche, qui atteint le pli de l'aine. Elle est opérée deux fois. La première opération est faite le 2 juin 1912. À la suite d'excisions larges de l'aponévrose, l'œdème marque une différence de 13 cm au milieu de la jambe. Mais, quand la malade reprend son travail, l'œdème reparaît presque à son premier volume. Une seconde intervention analogue à la première, mais plus radicale est faite le 22 octobre 1914. Par quatre incisions, deux à la cuisse et deux à la jambe, on excise de larges bandes d'aponévrose. Le résultat est une réduction notable de l'œdème qui persiste pendant six ans. Une nouvelle attaque de lymphangite provoque un œdème lymphatique qui se résorbe spontanément en quelques jours, comme celui de la première malade, après l'attaque de l'érysipèle. Cette guérison définitive est constatée huit ans après la première opération.

Le cinquième cas concerne un ouvrier de 32 ans, présentant un œdème lymphatique du membre inférieur droit accompagné d'une infiltration des ganglions inguinaux correspondants. Le gonflement du membre a commencé neuf mois auparavant sans cause apparente. Cet homme a également été opéré deux fois. La première opération a lieu le 1er juillet 1915. Elle lui apporte une amélioration de courte durée, avec une différence de diamètre de 6-10 cm à la jambe et à la cuisse. Malheureusement, l'œdème reparaît lors de la reprise de la marche. Pour cette raison, une seconde intervention est pratiquée le 10 février 1916. Deux ans après cette dernière opération, le malade peut marcher et travailler librement. Une diminution de 8 cm à la cuisse et de 4 cm à la jambe est notée.

Dans quinze autres observations que Kondoléon réalise au cours des dix années suivantes, certaines n'ont pas été suivies assez longtemps pour apporter des observations fiables sur les résultats escomptés. Dans la plus grande partie de ces cas, les suites immédiates sont bonnes. L'œdème a régressé dans les cas de sclérose avancée de tous les tissus environnants, mais il réapparaît après l'opération. La première et la quatrième des observations citées plus haut sont des plus intéressantes, car elles démontrent que les larges excisions créent vraiment de nouvelles voies de circulation lymphatique. Ainsi, Kondoléon nous apporte la réponse à deux questions :

- En ce qui concerne l'efficacité de l'opération, il ne s'agit en aucun cas d'une *restitutio ad integrum*. Il s'agit plutôt dans la grande majorité des cas d'une diminution notable de l'œdème avec restitution du fonctionnement des membres. La guérison complète ne se manifeste que dans les cas de début de l'affection, sans sclérose, où l'œdème n'existe pas depuis de longues années.

- La deuxième question porte sur l'amélioration : est-elle due à une résorption massive de la lymphe stagnante ou bien à la création d'une nouvelle circulation lymphatique ? Il s'agirait plutôt, semble-t-il, selon Kondoléon, de l'apparition de nouvelles dérivations lymphatiques se dirigeant des tissus sous-dermiques vers le centre de la circulation des membres.

En résumé, selon Kondoléon, les résultats jugés dans leur ensemble ne sont pas aussi brillants qu'ils en ont l'air au premier abord, quand l'œdème diminue immédiatement après l'opération. Mais, pour le lymphœdème, il s'agit d'un mal opiniâtre contre lequel on ne peut rien faire. Jusqu'en 1900, on est satisfait du résultat obtenu par le nouveau traitement chirurgical proposé par Kondoléon pour les œdèmes lymphatiques chroniques.

Références bibliographiques :

Barber R. S., « The Kondoleon operation. Report of a case », in *Surgery, Gynecology and Obstetrics*, Jul. 1917 : 104.

BIU Santé, Paris, 2022.

Boecker W., « Zur operative Behandlung des chronischen Oedema », in *München med. Woch.*, 1913 ; 32 : 1774.

Caprioli N., « Su di ma modifica al methodo Kondoleon per la cura dell' elephantiasids degli arti », in *Rassegna International di Clinica e Terapoa*, 1922 ; 5.

Green T., « Elephantiasis and the Kondoleon Operation », in *Annals of Surgery*, January 1920.

Haubenreisser W., « Lymphdrainage bei Elephantiasis cruris », in *Centralbl. Für Chir.*, 1921 ; 2 : 42.

Hill A., « Elephantiasis », in *Surgery, Gynecology and Obstetrics*, Sept 1915 : 334.

Kondoléon E., « Die lymphableitung als Heilmittel bei chronischen Oedéma nach Quetshung », in *München Med. Woch*, 1912 ; 10.

Kondoléon E., « Die operative Behandlung der elephantiasischen oedema », in *Centralbt für Chir.*, 3 juillet 1912.

Lefèvre Ch., « Le traitement chirurgical de l'éléphantiasis des membres », in Journal de Chirurgie, avril 1923 ; 4 : 134.

Lejars F., « Les interventions applicables aux œdèmes chroniques », in *Semaine médicale*, 15 janvier 1913.

Matas R., « The surgical treatment of elephantiasis and elephantoid status », in *American Journal of Tropical Diseases*, 1913 ; 1 (1) : 60, 85.

Mauclair H., in *Bulletins des Mémoires de la Société de Chirurgie*, 19 juillet 1921 : 1037 b.

Royster H. A., « Elephantiasis and the Kondoleon operation », in *The Journal of the American Medical Association*, 1914/05/30.

Savage R. C., « The surgical management of lymphedema », in *Surg. Gynecol. Obst.*, 1985 ; 3 : 160.

Sistrunk W., « Elephantiasis treated by Kondoleon operation from the Mayo Clinic », in *Surgery, Gynecolology and Obstetrics*, April 1918 : 338.

2014

Les connaissances s'améliorent et s'affinent. Les lymphœdèmes sont de mieux en mieux connus et décrits.

Les lymphœdèmes primitifs sont dus à un dysfonctionnement du développement du système lymphatique. L'étiologie de ces cas est génétique. Ce sont en majorité des filles, à la puberté. Les lésions sont unilatérales. Le membre inférieur devient volumineux, gêne l'habillement et surtout le chaussage. Ces jeunes filles ne peuvent sortir ni s'adonner aux activités de leur âge. L'impact de cette affection sur la vie psychique et sociale est terrible. Parmi ces lymphœdèmes primitifs, certains sont congénitaux et d'autres se développent plus tardivement.

Les lymphœdèmes secondaires sont distincts, car ils apparaissent chez des patients après une intervention chirurgicale lourde suivie parfois de radiothérapie : mastectomie, prostatectomie, hystérectomie avec curage ganglionnaire invasif, mais aussi après traitement de maladie, comme la maladie de Hodgkin. Les plus fréquents dans nos pays européens sont les lymphœdèmes post-thérapeutiques, donc secondaires. Le traitement des lymphœdèmes par moyens médicaux est le choix habituel, c'est- à-dire kinésithérapie, massages et bandages.

Les anatomistes français qui ont étudié les lymphatiques sont surtout : Henri Rouvière, Geneviève Hidden, Jean-Daniel Picard, Christobal Papendieck, José Cuicci et Corinne Becker.

Henri Rouvière est né le 23 décembre 1876, en Lozère. Il est décédé le 26 décembre 1876. Il est médecin, anatomiste, professeur d'université. Il a travaillé pour la Faculté de médecine de Paris à partir de 1927. Il est membre de l'Académie nationale de médecine. Il publie en 1938 son *Anatomie du système lymphatique*. C'est une étude exhaustive avec présentation et classification des ganglions lymphatiques humains, et des régions de drainage qui leur sont associées. Le travail de Rouvière est la suite de la recherche fondamentale sur le système lymphatique menée par l'anatomiste Marie Philibert Constant Sappey (1810-1896). Rouvière écrit d'autres livres importants comme *L'anatomie humaine descriptive et topographique* (1924), l'*Atlas aide-mémoire d'anatomie,* et le *Précis d'anatomie et de dissection.*

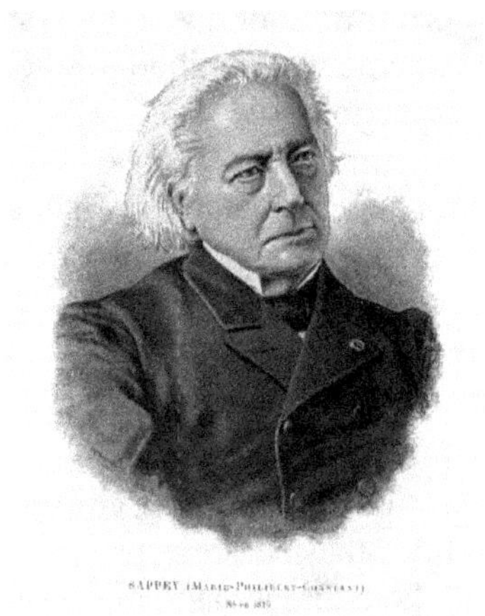

Marie Philibert Constant Sappey (1810-1896)
(© BIU Santé – CIPN21614).

Le ganglion de Rouvière a été baptisé ainsi en son honneur : ce ganglion, le plus haut placé dans le groupe latéral des ganglions lymphatiques rétropharyngés se trouve à la base du crâne.

Rouvière a laissé son nom au musée d'anatomie de l'école de médecine de Paris, le musée Delmas-Orfila-Rouvière, et au collège Henri-Rouvière dans sa ville natale.

Il a aussi écrit plusieurs ouvrages philosophiques dans lesquels il défend le finalisme. Il écrit : *« Après avoir montré dans un traité d'anatomie générale, la part que prend le mécanisme aux origines des formes et des structures anatomiques, je me suis attaché, dans la finalité dans l'évolution et dans vie et finalité, à prouver que l'évolution du règne animal est le résultat d'un mutationnisme dirigé, tendant au perfectionnement de plus en plus grand de l'organisation pour aboutir à l'homme. C'est le but et le couronnement de l'évolution. »*

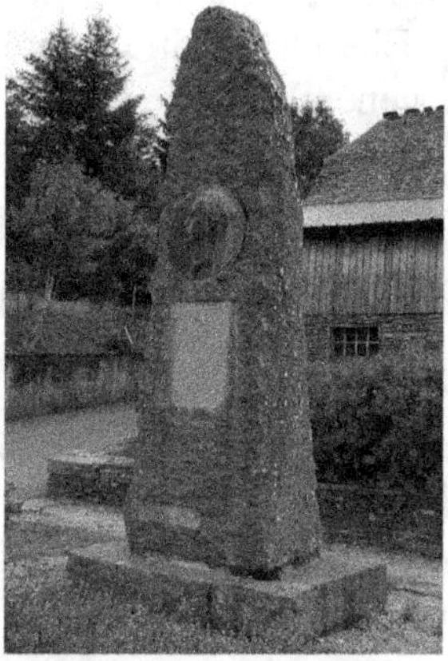

Mémorial Henri Rouvière au Bleymard en Lozère (© Xavier Riaud, 2018).

Geneviève Hidden est née en 1926. Elle est décédée en 2016.

Elle obtient le titre de docteur en médecine en 1858 à la Faculté de médecine de Paris. Elle est immédiatement fascinée par l'anatomie : dissections, recherches, et enseignement de l'anatomie. Elle obtient le titre de chef de clinique de chirurgie en 1959 et est nommée professeur d'anatomie en 1969 à la Faculté de Paris. Elle est chirurgienne d'hôpital en 1971. Elle a enseigné l'anatomie durant 30 ans à l'Université Paris-Ouest et est devenue chef de service de chirurgie générale à l'hôpital de Poissy. Son activité chirurgicale est centrée sur la cancérologie. Son nom est attaché à une importante activité de recherche anatomique sur le système lymphatique du tractus digestif et pelvien, du poumon et du thorax. Son maître, le professeur André Delmas, a compris l'opportunité et il lui a donné la possibilité de faire des recherches de grande qualité. En 1977, elle assiste au congrès européen d'anatomie à Basel. En 1979, elle décide de fonder le Groupement pour l'étude des lymphatiques, le GEL, qui est devenu, quelques années plus tard, la Société européenne de lymphologie (ESL). En 1980, elle est proposée pour devenir membre fondatrice du comité exécutif. En 1983, elle organise le 4e congrès de lymphologie à Fribourg avec Michel et Ethel Földi après qu'Albert Leduc, président fondateur, ait décidé d'élire la Pr Hidden, présidente du GEL. Elle a été une excellente présidente avec une organisation scientifique de haut niveau à Bruxelles en 1984, puis Porto en 1985 et Montpellier en 1986. Elle en a quitté la présidence pour en être nommée la secrétaire générale.

Lionel Arrive et Gérard Morvan, radiologues spécialisés en IRM, ont apporté une importante contribution à l'étude du lymphœdème. Lionel Arrive est un médecin radiologue en poste au Service de radiologie de l'hôpital Saint-Antoine à Paris. Il a publié 26 œuvres textuelles, dont *Scanner pratique* et *IRM pratiqu*e en 2009, *Guide d'imagerie abdomino-pelvienne* en 2004 et *Étude des contrastes des parenchymes de l'étage sus-mésocolique en imagerie par résonance magnétique* en 1984.

Le développement actuel du traitement chirurgical des lymphœdèmes en France est lié à l'activité de la professeur Corinne Becker à Paris.

En 1985, Savage précise les notions basiques des lymphœdèmes.

La classification qui en découle est la suivante. Les lymphœdèmes sont soit primitifs, c'est-à-dire souvent congénitaux, soit idiopathiques, secondaires à des opérations.

Le type primaire des lymphœdèmes est subdivisé en trois variétés majeures : congénital, lymphœdème praex et lymphœdème tarda.

Par définition, le lymphœdème congénital est présent à la naissance. Pour rappel, en 1890, si le lymphœdème est congénital et héréditaire, il a souvent été associé à la maladie de Milroy. Cette dernière forme de lymphœdème semble transmise par un caractère dominant sexuel.

La forme la plus habituelle de lymphœdème primaire est le lymphœdème praecox. Ce type est plus observé chez les filles dans la première et la seconde décade de la vie. Après l'âge de 35 ans, le développement du lymphœdème est appelé lymphoedema tarda de façon inappropriée pour décrire une variété d'anomalies. Les trois types de lymphœdèmes primaires sont considérés comme des anomalies du développement lymphatique. L'âge d'apparition du gonflement des membres représente un gradient de développement anormal du système lymphatique. Cette hypothèse est conforme avec l'observation clinique que le lymphœdème primitif débute précocement dans la vie et il est en général plus sévère que les lymphœdèmes survenant plus tard. Les modifications hormonales durant l'adolescence jouent un rôle essentiel dans l'apparition de l'œdème de la puberté féminine.

En 1957, le lymphœdème primitif était classifié sur la base de modèles lymphangiographiques. Ces modèles incluent :

1- L'aplasie sans lymphatique sous-cutané ;
2- L'hypoplasie sans ganglion lymphatique et avec des vaisseaux petits et peu nombreux ;
3- L'hyperplasie avec de nombreux ganglions et vaisseaux lymphatiques qui sont tortueux, et variqueux.

L'aplasie lymphatique est rare et survient dans le lymphœdème congénital. L'hypoplasie est un type plus courant. L'incidence du lymphœdème primitif et secondaire varie largement. La cause la plus courante du lymphœdème secondaire est la filaire, affection parasitaire. Cependant, les centres régionaux de cancer aux États-Unis ont rencontré précocement des lymphœdèmes post- opératoires ou post-radiothérapiques. D'autres causes de lymphœdèmes secondaires incluent les tumeurs, les phlébites, les lymphangites, les traumatismes et certaines infections.

Physiopathologie du lymphœdème

En 1985, R. Savage écrit : *« Le système lymphatique chez le mammifère est né soit d'un bourgeon veineux, soit de la fusion du mésoderme périveineux ».*

Les lymphatiques primitifs superficiels sont sans valve et sont composés d'un maillage complexe dermique et de structures capillaires. Les drainages se font en larges canaux qui sont sous-dermiques et qui eux contiennent des valves. Les deux systèmes sont parallèles au trajet des veines superficielles. Ils se drainent dans un troisième système qui existe dans la graisse sous-cutanée juste au-dessus du fascia. Ces lymphatiques sous-cutanés contiennent tardivement plus de valves et leur paroi a une couche musculaire pour un transport unidirectionnel de la lymphe. Par ailleurs, un système moins élaboré de lymphatiques est présent dans les muscles.

Une controverse existe concernant ce système qui communiquerait avec les lymphatiques superficiels. Le système lymphatique intramusculaire est parallèle aux artères profondes et sert à drainer le compartiment musculaire, articulaire et synovial. La majorité des auteurs pensent que les systèmes superficiels et profonds sont indépendants, sauf dans les états anormaux. Finalement, les compartiments musculaires sous le fascia profond semblent être séparés du processus malade.

Pour que les vaisseaux lymphatiques fonctionnent efficacement, la lymphe, formée à partir de filtrat capillaire sanguin, de produits cellulaires et de cellules (dont lymphocytes), doit être absorbée à partir de l'interstitium, acheminée par des lymphatiques initiaux sans fuite et sans valve, et des précollecteurs. Elle doit être propulsée par un système à valves contractiles (canaux collecteurs périphériques), vers les ganglions lymphatiques interposés pour atteindre la citerne de Pecquet, drainant la lymphe viscérale dans l'abdomen. De là, la lymphe arrive enfin dans les canaux thoraciques gauche et droit, où elle passe dans la circulation sanguine centrale pour compléter la « *boucle sang-lymphe* » de la circulation du liquide extracellulaire. Une malformation ou un dysfonctionnement lymphatique congénital, n'importe où le long de cette voie continue, peut être fatal pendant la vie prénatale, ou retardée ou même silencieuse après la naissance, jusqu'à ce qu'elle entraîne un déséquilibre entre la quantité de lymphe formée et la lymphe absorbée. À ce stade, le « gonflement » des tissus impliquant les membranes ou les accumulations/épanchements de lymphe chyleuse ou non chyleuse dans les cavités corporelles ou les fuites externes devient manifeste. La stase de ce liquide lymphatique altérant la matrice extracellulaire (ECM) riche en hyaluronidase à haute teneur en protéines reflète une diminution de la capacité lymphatique et déclenche une réponse tissulaire localisée. Cette réponse est caractérisée à des degrés divers par une inflammation, une fibrose, un dépôt adipeux, un dérèglement immunitaire, une susceptibilité à l'infection, et à la fois une lymphangiogenèse et une angiogenèse dans le cadre d'un phénomène progressif de « prolifération » (Witte & Bernas, 2019 ; Witte, 2006 ; Földi, 2012 ; Lee, 2003). Par ailleurs, il a été établi que presque la moitié des protéines plasmatiques circulantes retournent quotidiennement dans le système sanguin par le canal thoracique. En plus du canal thoracique se jetant dans la veine sous-clavière gauche, d'autres communications lymphoveineuses existent dans les états normaux et pathologiques.

Les vaisseaux lymphatiques sont différents des vaisseaux sanguins, car leurs membranes sont généralement absentes ou pauvrement développées. Cela permet la diffusion intercellulaire des protéines plasmatiques et des lipides trop volumineux pour une réabsorption par le système veineux. Normalement, la pression lymphatique est de zéro millimètre d'eau ou négative. Cependant, dans les états pathologiques, la pression intralymphatique devient positive et le flux lymphatique peut être dix fois plus élevé que la normale. Le lymphœdème est dû à une surcharge fonctionnelle du système lymphatique, c'est-à-dire que la production de lymphe dépasse les capacités de drainage. Les protéines et les graisses dans les tissus interstitiels sont dues à un défaut de développement des lymphatiques comme dans le lymphœdème primaire, ou d'une obstruction fonctionnelle comme dans le lymphœdème secondaire. La surcharge circulatoire ne mène pas nécessairement au lymphœdème, car les lymphatiques peuvent s'adapter à une production augmentée de lymphe pour compenser le faible débit. L'accumulation des macromolécules interstitielles conduit à une augmentation de la pression oncotique dans les tissus produisant davantage d'œdème. La stagnation persistante de protéines interstitielles conduit à la fibrose et produit les cellulites et les lymphangites.

En cas d'obstruction, les lymphatiques peuvent se dilater et les valves deviennent insuffisantes et inefficaces, malgré la haute concentration de grosses molécules. Une autre conséquence est que la lymphe ne coagule pas comme dans les artères et dans les veines. De plus, la section des lymphatiques semble avoir une capacité extraordinaire à reconstituer ceux-ci. Le lipœdème correspond à une accumulation de graisses qui sont charriées par le système lymphatique depuis les ganglions situés autour des intestins. Si la pression oncotique du système lymphatique est trop importante, les pores s'ouvrent et les macromolécules vont s'accumuler dans le liquide interstitiel sous la peau, et en particulier les graisses. Plus les albumines fuient dans l'espace extracellulaire, plus l'œdème augmente et on peut assister à une hypoprotéinémie sanguine.

La plupart des patients avec lymphœdème ne nécessitent jamais d'intervention chirurgicale, ce qui satisfait la majorité d'entre eux. Le traitement conservateur convient à la grande majorité des patients avec lymphœdème. La discussion sur le traitement médical est complexe. Cependant, le traitement conservateur peut être présenté en deux grandes catégories : mécanique et pharmacologique. Les techniques mécaniques importantes sont l'élévation stricte des extrémités, une contention progressive, une hygiène rigoureuse de la peau pour éviter l'infection, un contrôle du poids et la compression pneumatique intermittente. Cette technique est efficace, mais nécessite des séances multiples longues pour avoir un résultat efficace. Les techniques pharmacologiques incluent les antibiotiques pour le traitement et la prévention de la cellulite et des lymphangites. Les agents antifongiques ont un rôle important surtout chez les patients avec hyperkératoses des pieds. Les diurétiques sont d'inégales valeurs. S'ils sont utilisés, ils doivent l'être à des périodes courtes avec des précautions pour éviter les effets secondaires. Les anticoagulants (héparine et warfarine (coumadine)) ont été recommandés par certains, mais n'ont pas de valeur prouvée.

De plus, des réactions contraires peuvent être considérables. Un nombre de nouveaux agents a été essayé dans les récentes années incluant l'acide pantothénique, la pyridoxine et l'hyanuronidase. L'efficacité de ces agents est encore à explorer et doit être considérée comme expérimentale.

Le traitement chirurgical

À l'époque de R. Savage (1985), aucun traitement chirurgical n'apporte une cure efficace au lymphœdème. Lorsque la technique chirurgicale est choisie, ce sera après un essai de traitement médical. Quand les patients ont eu un échec de traitement non opératoire, ils demandent à être opérés pour différentes raisons :

- Détérioration de la fonction des extrémités, de la taille excessive et du poids du membre qui entraînent une fatigue rapide ou une diminution de mobilité des articulations ;
- La douleur associée à une sensibilité excessive ;
- Des épisodes récidivants de cellulite et de lymphangite ;
- Des raisons esthétiques, car la majorité des patientes porteuses d'un lymphœdème primaire sont de jeunes filles atteintes à la fois sur leur physique (difficulté de mettre des vêtements modernes), mais aussi sur leur état psychologique. Ce sont des considérations importantes à prendre en compte chez ces jeunes adolescentes.

De plus, le lymphangiosarcome est une complication rare, mais souvent fatale du lymphœdème. Une pléiade de techniques chirurgicales a été décrite. Aucune n'est curative et l'amputation est inacceptable, sauf dans les formes les plus extrêmes d'éléphantiasis. D'un autre côté, un nombre important de techniques apporte une amélioration et la satisfaction pour le malade, et le médecin. Beaucoup de techniques souffrent d'un faible nombre de malades et d'une insuffisance de renseignements pour permettre des études statistiques exploitables. Le traitement chirurgical du lymphœdème peut être divisé en deux grandes catégories : excision et approche physiologique.

En 1841, la première procédure chirurgicale pour le lymphœdème est réalisée par Jacques Lisfranc en 1841. Ses efforts pour drainer le lymphœdème avec des aiguilles creuses ont eu de petits succès.

Jacques Lisfranc est né le 2 avril 1790. Il est médecin, gynécologue et chirurgien. Il naît dans une famille de médecins et poursuit des études de médecine à Lyon, puis à Paris sous la direction de Dupuytren. En 1813, il est reçu médecin. Il entre très jeune au service de santé des Armées et participe à la dernière campagne d'Allemagne. Il se fixe définitivement à Paris en 1814 pour enseigner la chirurgie. Il devient chirurgien en chef de la Pitié en succédant à Pierre-Augustin Béclard. Il atteint une grande renommée pour ses cours de médecine opératoire et il acquiert une importante clientèle. Il est l'un des pionniers pour certaines interventions, dont l'ablation du rectum et l'amputation du col de l'utérus. Lisfranc a été membre de l'Académie royale de médecine depuis sa fondation et a été son président pour 1835. Il succombe à l'âge de 57 ans, le 13 mai 1847, d'une « angine couenneuse », pseudo-membraneuse compliquée d'une fièvre pernicieuse.

Il a effectué le drainage du lymphœdème à l'aide d'aiguilles creuses. Son nom reste attaché à deux procédés de son invention, l'un pour désarticuler l'épaule en 35 secondes, l'autre pour amputer le pied dans son articulation tarso-métatarsienne, dite articulation de Lisfranc, afin de laisser à l'amputé une large base de sustentation.

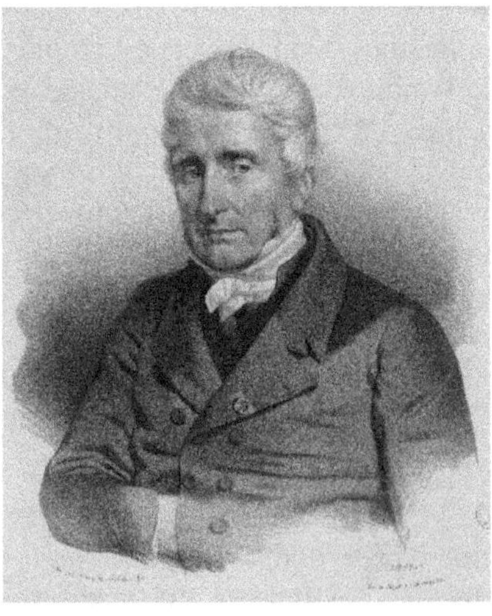

Jacques Lisfranc (© Bibliothèque de l'Académie nationale de médecine).

En 1852, Cornochan propose la ligature de l'artère iliaque. Il n'a pas eu le succès qu'il attendait, ce qui se comprend.

En 1908, la lymphangioplastie voit le jour. C'est le drainage lymphatique par l'implantation de mèches de soie sous-cutanées qui a été essayé chez une patiente après mastectomie et curage ganglionnaire. L'observation ultérieure a révélé que ce résultat a duré seulement quelques mois.

L'hypothèse de ces implants était de créer des mèches capillaires pour faciliter le drainage de la lymphe et favoriser la régénération de nouveaux vaisseaux lymphatiques. Malheureusement, la plupart de ces essais ont été des échecs dus à un taux élevé d'infection et d'expulsion du matériel. Les implants ont entraîné une grande quantité de fibrose autour du matériel prothétique.

D'autres chirurgiens ont essayé une variété importante de matériel implanté incluant les mèches de nylon, de fascia, de caoutchouc et de tubes plastiques. Sans succès.

Plus récemment, l'utilisation de multifilaments de Teflon (polytétrafluoroéthylène) a été appliquée en raison de leur faible réactivité. Cette technique, dont ont bénéficié seize patientes, a montré ses limites et un bénéfice modéré sur une durée moyenne de treize mois. Toutefois, les complications sont minimes. Les avantages sont la simplicité et un minimum de cicatrice à la surface de la peau. C'est une alternative raisonnable pour ceux qui ont une espérance de vie limitée.

Les lambeaux d'épiploon

Dans une étude en 1966, l'utilisation du lambeau d'épiploon est décrite pour le traitement du lymphœdème chronique. Cet intérêt repose sur l'existence de ganglions lymphatiques dans l'épiploon. Les encouragements initiaux ont été assombris par une récidive à long terme et un taux élevé de complications majeures dont un décès, des embolies pulmonaires, des occlusions intestinales, une hernie inguinale ou de Spiegel, des ulcères de stress et des infections des plaies. D'autres auteurs ont décrit de mauvais résultats dans des petits groupes de patients.

De plus, les faits expérimentaux montrent que les capacités d'absorption de ce lambeau sont limitées et que les connexions de l'extrémité de l'épiploon avec les tissus voisins ne sont pas démontrées. Les examens histologiques ont montré l'encapsulation du lambeau d'épiploon. La technique utilisant le lambeau d'épiploon comme décrit inclut des excisions tissulaires et l'amélioration peut être due à la dissection.

Les lambeaux pédiculés de lymphatiques

En 1935, l'utilisation de lambeaux pédiculés pour apporter un tissu normal dans l'aire du drainage lymphatique a été popularisée. Les auteurs d'autres études ont souligné les précautions pour obtenir un lambeau pédiculé lymphatique avec succès :

- Le lambeau doit contenir des lymphatiques,
- Les lymphatiques doivent drainer avec leurs valves dans la bonne direction,
- Le drainage doit être proche du blocage.
- Enfin, les lymphatiques de l'extrémité doivent être compétents.

Les lambeaux pédiculés sont nombreux : les lambeaux abdominaux de rotation, les lambeaux croisés des membres, les lambeaux du bras à la jambe.

Les lambeaux croisés des membres et du bras à la jambe ont plusieurs inconvénients, dont la possible nécrose partielle ou totale du lambeau. Une greffe de peau est utilisée par nécessité dans la majorité des cas. Le transfert de lambeau distant par exemple du bras à la jambe nécessite de nombreuses étapes avec des positions inconfortables et des risques de thromboses, et de raideurs des articulations. La technique proposée, celle de Hirhowitz, empêche tout mouvement de l'extrémité du membre.

Il semble que les lambeaux pédiculés isolés offriraient des bénéfices dans le lymphœdème primaire. Des études complémentaires sur des groupes plus importants de patients avec un suivi soigneux sont nécessaires pour évaluer ces techniques. Leur rôle exact et le bénéfice potentiel ne sont pas clairs.

Les lambeaux myocutanés

En 1983, la popularité nouvelle des lambeaux musculo-cutanés avec un large pédicule vasculaire qui offrent une transposition sûre dans d'autres aires de reconstruction a apporté un intérêt récent dans le lymphœdème chronique. Un lambeau fascio-cutané basé sur les vaisseaux thoracodorsaux pour lymphœdème après replantation du membre supérieur a été récemment décrit.

Les résultats de suivi sur deux ans n'ont pas révélé d'œdème et les résultats seraient normaux sur la lymphoscintigraphie. Cependant, la procédure a été réalisée deux mois après la retransplantation. En 1983, l'utilisation d'un lambeau myocutané comme mèche dans un cas d'œdème post-mastectomie a été rapportée. Trois ans après l'intervention, on note une amélioration clinique de la patiente, mais il n'y a aucune documentation sur le flux au travers du lambeau. Une deuxième patiente traitée avec la même technique n'a pas présenté un bon résultat. En effet, un lambeau de latissimus dorsi a été utilisé, ce qui a éliminé malheureusement la possibilité d'utiliser ce même lambeau pour la reconstruction future et éventuelle du sein.

Objectivement, un plus grand nombre de patients avec une étude de suivis est nécessaire pour évaluer le rôle de ces nouvelles techniques.

Lambeau d'intestin

En 1968, un lambeau composé d'iléon et de mésentère a été récemment proposé, en raison de la relative abondance des lymphatiques dans ces tissus. L'utilisation de lambeau d'intestin chez le porc avec étude lymphangiographique montre le passage de lymphe vers ce transplant. Dans une étude récente, l'iléon et le mésentère ont été utilisés dans le lymphœdème primitif. Les patientes ont eu une amélioration clinique et la lymphangiographie a montré le passage de lymphe vers le lambeau d'intestin. Néanmoins, les détails objectifs sont vagues, excepté dans un cas où les résultats précoces datent de 1968. Les résultats de l'étude initiale ne rapportent pas de complication, mais la morbidité potentielle de la laparotomie a limité l'enthousiasme de cette technique.

Les exérèses du fascia

En 1912, Lang décrit des tentatives de lambeaux pédiculés dans les muscles pour faciliter les connexions lymphatiques superficielles vers les vaisseaux profonds. L'exérèse de tissu sous-cutané et du fascia profond pour obtenir des connexions similaires a été proposée. D'autres auteurs ont montré que l'intervention d'exérèse du fascia était transitoire et que la régénération du fascia profond était la règle. Les résultats d'une étude rapportent l'expérience positive de Thompson, combinant une excision des tissus lymphœdémateux avec un lambeau dermique pour rétablir la continuité entre les compartiments superficiel et profond. Cependant, la période d'observation n'a pas été précisée.

Les anastomoses lymphatiques

Bernard O'Brien (1924-1993) en Australie établit la Fondation de microchirurgie, puis un institut sous la présidence de Sir William Kilpatrick et l'autorité de Bernard O'Brien. Ils forment un bureau indépendant fait de travail et de gens professionnels à la direction. Actuellement, l'Institut est reconnu sur le plan international pour sa contribution dans les techniques microchirurgicales utilisées pour reconstruire le corps. Il a conçu un programme pour les jeunes élèves souhaitant apprendre la microchirurgie. Le département O'Brien, l'Institut Saint-Vincent continuent la recherche. Le Pr Alain Gilbert de Paris a été leur élève.

En 1983, les chercheurs de cet Institut apportent des améliorations cliniques en cas de lymphœdème secondaire de l'extrémité supérieure du bras. Ils utilisent trois collecteurs lymphatiques avec la veine saphène prélevée et transposée au membre supérieur avec un bloc de graisse sous-cutanée contenant des cytokines. Ces lymphatiques sont anastomosés à des lymphatiques du bras proximal d'un côté et dans le canal thoracique de l'autre côté. Malheureusement, il n'existe aucune preuve de leur perméabilité à l'examen radiographique. Cette technique est théoriquement attractive en cas de lymphœdème secondaire. De plus, le bénéfice potentiel pourrait inclure l'utilisation de la veine saphène. Toutefois, une preuve expérimentale et clinique supplémentaire serait nécessaire pour clarifier les résultats.

Les techniques d'excision

En 1912, Charles décrit une excision radicale de peau et des tissus adjacents de membre pour filaire chronique. Sa technique et les modifications intéressent l'excision de la peau et du tissu sous-cutané suivie par une couverture avec soit des greffes de peau minces, soit des greffes épaisses sur le fascia profond ou directement sur le muscle. Les greffes cutanées sont prélevées sur la peau excisée ou sur d'autres sites. Beaucoup de chirurgiens choisissent encore les variations de ce procédé. Cependant, d'autres auteurs en ont souligné les sérieux inconvénients, dont les cicatrices hypertrophiques, la perte de la sensibilité, les kératoses, les ulcérations, les aspects en fuseaux, et l'aggravation de l'œdème du pied distal à la résection. Beaucoup d'auteurs pensent que ce procédé devrait être réservé dans les cas les plus sévères de fibrose massive et de fibrose chronique sous-cutanée.

- Excision espacée du tissu sous-cutané et de la peau.

L'excision sous-cutanée a été proposée en 1917 et décrite par Homane. Bien que l'excision espacée de peau et de tissus sous-cutanés n'aboutisse pas à la guérison et conduise à une récidive postopératoire de l'œdème, beaucoup d'auteurs récents pensent que cette technique réalise un bon compromis. En 1977, après excision de peau et de tissu sous-cutané, 14 patients suivis pendant plus d'un an ont présenté une fonction normale du membre inférieur et une réduction d'au moins 50 % des dimensions du membre. Ces résultats ont été publiés. Des complications minimes ont été observées, comme quelques nécroses, des séquelles sensorielles et une réduction insuffisante des dimensions des membres. Pour le patient et pour le chirurgien, le lymphœdème dans toute sa complexité est un formidable combat. Toutefois, en 1985, la majorité des patients présentant un lymphœdème primaire ou secondaire peut être améliorée par des moyens conservateurs. Il faut citer les techniques de Földi qui sont des techniques de massage des membres lymphœdèmateux, très utiles et efficaces.

La clinique Földi est spécialisée dans la lymphologie. Elle a été fondée en 1979, à Feldberg. C'est un ancien lieu de cure de 60 lits. Le personnel médical rassemble 4 médecins, 8 infirmières et 14 thérapeutes. Les patients atteints d'œdèmes lymphatiques secondaires après traitement de cancer ont été traités en collaboration avec le CHU de Freiburg en Suisse. En 1979, le Pr E. Földi obtient l'autorisation officielle d'ouvrir une consultation en lymphologie, puis une prise en charge ambulatoire des œdèmes lymphatiques. Le drainage lymphatique manuel est complété par d'autres méthodes. La décongestion physique complexe est aujourd'hui reconnue comme le traitement de base dans la prévention de l'œdème lymphatique, inclus dans un concept global de médecine interne. De nombreux médecins du monde entier sont venus visiter la clinique spécialisée en lymphologie. Aujourd'hui, la clinique Földi propose plus de 152 lits et 5 services. Dès le début, elle a démontré un grand esprit d'équipe entre ses 170 collaborateurs. Le partenariat avec le CHU de Freiburg s'est élargi. Au sein de la clinique, de nouveaux points forts ont été établis comme la lymphologie pédiatrique, le soin des enfants nés avec des œdèmes lymphatiques, la lymphologie oncologique, la prise en charge des patients atteints d'œdèmes lymphatiques secondaires après traitement anticancéreux, la lymphologie gériatrique et le soin de patients âgés avec des œdèmes lymphatiques multiples.

La clinique Földi s'occupe de la prise en charge des patients souffrant d'œdèmes lymphatiques suite à un surpoids. Une consultation diététique approfondie, un programme sportif et un soutien psychologique ont été conçus.

L'intervention chirurgicale pour lymphœdème doit être envisagée seulement après un essai médical bien réalisé. Bien qu'aucune technique chirurgicale n'offre à cette époque la guérison, une amélioration significative est possible grâce à une variété de méthodes. Et nous pensons que la guérison du lymphœdème est actuellement possible. Au plan chirurgical, l'excision de la peau et du tissu sous-cutané, la technique de Charles et le lambeau dermique de Thompson sont les techniques les plus utilisées aux USA.

Anne Saaristo travaille en Finlande. Elle est toujours en activité.

Avec ses collègues, elle a travaillé surtout sur le facteur de croissance des vaisseaux lymphatiques VEGFR3 et les vaisseaux lymphatiques eux-mêmes, durant la période embryonnaire, postnatale et adulte. L'application locale de facteurs de croissance lymphatique induit une lymphangiogenèse et réduit l'œdème. Anne Saaristo a montré par des modèles expérimentaux que l'expression du facteur VEGF-C réalisé en 1 à 2 semaines suffit à reconstruire les vaisseaux lymphatiques endommagés. Cependant, l'utilisation de doses supraphysiologiques de facteur de croissance vasculaire endothéliale C contribue à la lymphangiogenèse, mais aussi entraîne une réponse inflammatoire, car les effets existent sur les macrophages et d'autres cellules inflammatoires. De plus, dans un contexte tumoral, les facteurs de croissance VEGF-C et VEGF-D produisent une variété de cellules incluant les cellules tumorales. Le grand mérite d'Anne Saaristo est d'avoir montré que les ganglions lymphatiques possèdent le maximum de facteur de croissance lymphatique VEGF-C, par rapport à d'autres tissus. Le lymphœdème postopératoire après chirurgie du cancer du sein est une question difficile. La transplantation de ganglions lymphatiques donne un nouvel espoir aux patientes ayant un lymphœdème. Anne Saaristo combine ces transplantations de ganglions avec la reconstruction mammaire. Elle étudie l'inflammation causée par l'insuffisance immunitaire et les anomalies des lipides. De même, le flux lymphatique interrompu conduit à une accumulation de lymphe dans l'espace intercellulaire entraînant une prolifération cellulaire, une fibrose, un dépôt lipidique et un épaississement de la peau.

Les lambeaux axiaux, myocutanés et les procédés microchirurgicaux sont en cours d'investigation. Des études expérimentales et cliniques devraient être suivies avec l'objectif clinique et radiologique d'amélioration, voire de guérison du lymphœdème. En 2021, notre objectif est d'apporter l'espoir de guérison aux patients. Ainsi, évoqué dès l'Antiquité, le lymphœdème a intéressé les médecins à partir du XVIIe siècle. Les progrès ont alors été incessants. Actuellement, on peut guérir du lymphœdème grâce aux traitements médicaux et chirurgicaux. Il faut rassurer les patients, ce que nous faisons avec conviction, le professeur Corinne Becker et moi-même.

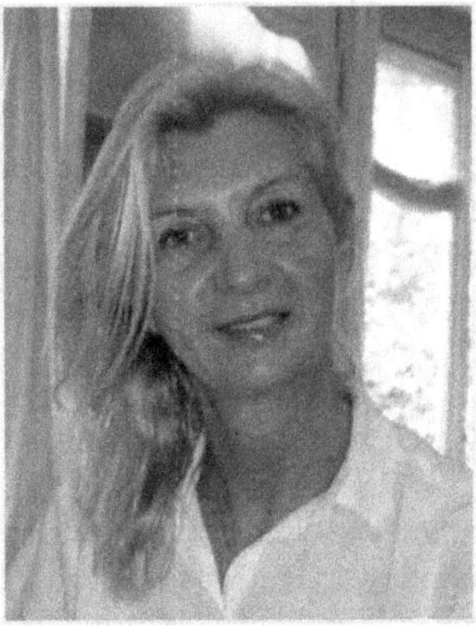

Corinne Becker (© Corinne Becker).

Références bibliographiques :

Becker C., Arrive L., Saaristo A., Germain M., Fanzio P., Batista B. N. & Piquilloud G., « Surgical treatment of congenital lymphedema. », in *Clin. Plast. Surg.*, 2012 ; 39 : 377-384.

Gilbert A., O'Brien B., Vorrath J. W. & Sykes P. J., « Lymphovenous anastomosis for obstructive lymphedema. », in
Br. J. Plast. Surg., 1976 ; 29 : 355.

Kondoléon E., « Die operative behandlung der elephantiasichen oedeme. », in *Zentralbla. Chir.*, 2012 ; 39 : 1022.

Papendieck C. M., « Lymphedema in pediatric patients. », in *Pathophysiology and clinical presentation*, 2018.

Rotenberg L., Guigui J., Lenczner G., Bèges C., Ouazan H., « Surveillance des femmes qui ont eu un cancer du sein, jeunes. », in *La lettre du Sénologue*, 2014 ; 63 : 30-35.

Salvage R. C., « The surgical management of lymphedema », in
Surg. Gynecol. Obstet., 1985 ; 160(3) : 283-290.

Anatomie et embryologie du système lymphatique

Les fonctions du système lymphatique incluent la résolution de l'œdème, le maintien de l'homéostasie interstitielle, le transfert immunologique et l'absorption des lipides du tractus gastro-intestinal. Le système lymphatique est un organe spécialisé qui reste énigmatique.

Hippocrate rapporte « un liquide blanc » dans les ganglions lymphatiques et Aristote décrit un liquide incolore.

En 1627, Gasparo Aselli s'est investi pour étudier le système lymphatique et son embryologie. Le système lymphatique est dérivé en partie du mésoderme qui a la possibilité de se transformer en un autre tissu même chez l'adulte. L'origine mésenchymateuse est évidente dans le système réticulaire particulièrement pour les ganglions lymphatiques où les cellules peuvent se transformer en macrophages. Les cellules endothéliales qui tapissent l'intérieur des capillaires et des vaisseaux lymphatiques sont aussi capables de se transformer en macrophages. Après la migration de la majorité des cellules progénitrices originaires des veines vers le mésenchyme environnant, les sacs lymphatiques ont été formés. Il existe six sacs lymphatiques primitifs. Ce sont :

- deux sacs jugulaires symétriques à l'union des veines jugulaires internes et des veines jugulaires antérieures ;

- deux sacs iliaques à l'union des veines iliaques et des veines cardinales postérieures ;

- le sac rétropéritonéal localisé dans la paroi abdominale postérieure à l'origine du mésentère ;

- la citerne chyleuse positionnée dorsalement dans le rétropéritoine.

Les sacs sont connectés par les canaux lymphatiques. Les canaux principaux, nés indépendamment, sont formés par les canaux thoraciques droit et gauche, et ils se joignent à la partie caudale par une branche anastomotique. Ils forment les sacs jugulaires avec la citerne chyleuse. Le canal thoracique de l'adulte provient des portions distales des canaux thoraciques primitifs (droit et gauche). Les troncs collecteurs sous-clavier et jugulaire dérivent des sacs jugulaires et broncho-médiastinaux. Après leur formation, les vaisseaux lymphatiques se différencient en vaisseaux collecteurs plus larges et en petits capillaires. Dans les vaisseaux lymphatiques collecteurs, les valves se forment pour prévenir le reflux de la lymphe et séparer les vaisseaux lymphatiques en unités fonctionnelles. Ils sont entourés de muscles lisses qui se contractent pour y transporter activement la lymphe. Les cliniciens doivent considérer à la fois les systèmes vasculaires sanguins et lymphatiques comme un ensemble. Les malformations des veines peuvent être associées aux malformations lymphatiques. La lymphangiogenése continue toute la vie, influencée par les facteurs de croissance et par le développement individuel du système vasculaire. Le système lymphatique a plusieurs rôles : en particulier la fabrication de la lymphe et le transport des protéines plasmatiques, et des lipides entraînés vers le courant sanguin. Il a un rôle majeur dans la vitesse de progression des cellules métastatiques. Le développement des vaisseaux lymphatiques est un processus requérant les cellules de l'endothélium. Quelle est l'embryologie des systèmes vasculaires et lymphatiques pendant la gestation ? Ils doivent être considérés ensemble, car ils sont interconnectés. À l'exception des cartilages, de la cornée et du cristallin, les tissus et les organes ont tous des vaisseaux lymphatiques. Les lymphatiques naissent dans le tissu conjonctif par des capillaires munis d'une paroi endothéliale continue. Les capillaires sont des vaisseaux fins ayant une seule épaisseur de cellules endothéliales. Ces vaisseaux ont un diamètre de 30 à 80 microns. Les capillaires lymphatiques ont une paroi discontinue, ils présentent des lacunes qui les rendent perméables pour les grosses molécules. Ceci permet aux macromolécules et aux leucocytes d'entrer facilement dans ces capillaires. Les capillaires s'anastomosent et forment des plexus : ce sont les vaisseaux d'origine des vaisseaux lymphatiques. La lymphe circule dans les capillaires lymphatiques normalement dans un sens. La vascularisation des structures lymphatiques est d'autant plus riche que la circulation sanguine est plus active.

Les vaisseaux collecteurs ont une forme cylindrique. Les valvules des vaisseaux lymphatiques ont une forme semi-lunaire, elles sont disposées par paires. Leur nombre diminue lorsque le calibre augmente. Le trajet des collecteurs lymphatiques est rectiligne. Les anastomoses entre les vaisseaux lymphatiques sont fréquentes. Le courant de la lymphe se fait en sens unique commandé par le jeu des valvules.

Les ganglions lymphatiques sont placés sur le trajet des troncs lymphatiques. Parmi les ganglions, les uns sont superficiels, sous-aponévrotiques, les autres sont profonds. Les ganglions occupent surtout les plis de flexion : dont l'aine, le genou, le creux axillaire, le coude. Les ganglions sont disposés le long des vaisseaux lymphatiques. Les lymphatiques des os sont mal connus. Les réseaux des lymphatiques des muscles sont constitués de capillaires très fins autour des fibres musculaires. De ce réseau, se détachent des troncules qui suivent les vaisseaux sanguins et forment des plexus périvasculaires. Les vaisseaux lymphatiques des nerfs naissent d'un réseau interfasciculaire et il existe autant de territoires lymphatiques que d'artères. Les collecteurs lymphatiques des os, muscles, tendons et nerfs sont satellites des vaisseaux sanguins. L'anatomie détaillée du système lymphatique humain demanderait un livre, et celui de H. Rouvière répond parfaitement à cette demande.

Références bibliographiques :

Becker C., *Les transferts lymphatiques*, Annales de chirurgie plastique, Paris, 2000.

Becker C., Arrive L. & Saaristo A., « Surgical treatment of congenital lymphoedema. », in *e-mémoires de l'Académie nationale de chirurgie*, 2012 ; 11 : 017.

Byung-Boong L., Bergan J. & Rockson S., *Lymphoedema*, Springer (ed.), 2011.

Dieter R., Dieter R. junior & Dieter R. III, *Venous and lymphatic diseases*, New York, Lac Graw-Hill, 2011.

Neligan P. C., Masia J. & Piller N. B., *Lymphedema. Complete Medical and Surgical Management*, CRC Press, 2016.

Rouvière H., *Anatomie des lymphatiques de l'homme*, Masson & Cie (éd.), Paris, 1932.

Imagerie

Dans l'imagerie, il nous faut traiter les différentes explorations utilisées[5].

1- Lymphoscintigraphie (LSG)

La LSG a été introduite en 1953. Elle est devenue populaire en raison de la nature bénigne de la technique. Cette méthode remplace les techniques plus invasives comme la lymphographie.

La lymphoscintigraphie est un examen non invasif, essentiel, non seulement pour le diagnostic, mais aussi pour le suivi. Elle est facile à réaliser, répétable avec des résultats fiables et sans lésion de l'endothélium lymphatique. La LSG a été le procédé de choix pour l'évaluation clinique des lymphatiques. Elle produit des images claires des vaisseaux transportant la lymphe. Le lymphœdème est considéré comme une condition progressive touchant le système lymphatique, la peau et les tissus. C'est le début d'une maladie complexe. Un des avantages majeurs de la LSG est qu'elle est réalisable dans la majorité des centres médicaux. Beaucoup d'affections (œdème) imitent le lymphœdème et l'imagerie permet de réaliser les diagnostics précis. Le lymphœdème est moins fréquent qu'on ne le croit. De plus, le lymphœdème peut coexister avec d'autres anomalies médicales. La LSG est essentielle pour éliminer les diagnostics différentiels, mais aussi pour évaluer les associations. Ainsi, l'évaluation grâce au LSG détaille les lymphœdèmes primaires.

Le diagnostic initial à la fois du lymphœdème primaire et du secondaire incluant les mesures volumétriques et l'évaluation des symptômes devrait être réalisé le plus précocement possible.

---

[5] Chapitre coécrit par les Prs Michel Germain et Gérard Morvan.
Le Pr Gérard Morvan est membre de l'Académie nationale de chirurgie et membre correspondant de l'Académie nationale de médecine.

La LSG est une technique d'imagerie qui utilise des radio-isotopes injectés dans le derme ou en sous-cutané. Pourtant, une des critiques formulées sur la LSG est que la définition anatomique est pauvre. Elle fournit des informations utiles non seulement sur l'anatomie, mais aussi sur la fonction lymphatique.

La technique est utilisée surtout chez les patients avec lymphœdème primaire et chez les patients ayant un gonflement de jambe d'origine inconnue.

2- La lymphographie au vert indocyanine

Le vert indocyanine (ICG) peut visualiser le flux de lymphe superficiel sans irradiation. C'est une méthode d'évaluation récente (2007) et utile du lymphœdème. Cette méthode est utile avant la chirurgie lymphatique, car plusieurs signes lymphographiques traduisent de l'état des vaisseaux lymphatiques : les signes de gravité, la sclérose et la taille des vaisseaux lymphatiques. Une seule injection suffit pour juger la fonction de la pompe lymphatique et faire le bilan préopératoire.

Plusieurs méthodes ont été rapportées pour visualiser le flux lymphatique, évaluer le lymphœdème dont l'IRM, le scanner, l'ultrasonographie et la lymphoscintigraphie. Cette dernière peut visualiser le flux lymphatique, mais l'image est obscure, peu précise, et présente un risque d'irradiation.

La lymphographie avec ICG permet la visualisation du flux de lymphe superficielle plus clairement que la scintigraphie isotopique. Elle est utile pour l'évaluation du lymphœdème, mais aussi pour le bilan pré et postopératoire de la chirurgie lymphatique. L'ICG lymphographie est utilisée en pratique clinique pour le bilan du lymphœdème.

Quel est le matériel nécessaire pour la lymphographie au vert d'indocyanine ? L'ICG est un marqueur de couleur verte, mais elle utilise aussi une substance fluorescente. La fluorescence infrarouge pénètre les tissus plus profondément que la lumière visible. Elle est utilisée pour visualiser le flux lymphatique superficiel après injection du vert d'indocyanine, avec une caméra de détection, une diode et un filtre de lumière sous 820 nm. Plusieurs caméras infrarouges sont disponibles, en particulier celle d'Olympus. Le microscope opératoire Carl Zeiss et le microscope Leica sont équipés pour visualiser la fluorescence. La lymphographie ICG est utilisée pour visualiser le flux lymphatique en temps réel. Elle permet une évaluation statique de la circulation lymphatique comme du mouvement lymphatique dynamique.

Quelles sont les procédures de la lymphographie ICG ? Une dose de 0.05 à 0.2 ml de vert d'indocyanine est injectée en sous-cutané dans le deuxième espace interdigital du membre pour étudier le lymphœdème. Immédiatement après l'injection d'ICG, des images fluorescentes du flux lymphatique sont obtenues avec un système de caméra infrarouge. L'observation est poursuivie jusqu'au moment où les images du flux lymphatique de la pompe lymphatique sont obtenues. Le patient reste en position de supination durant les mesures, puis les patients s'activent librement. Quand les patients bougent leurs extrémités, l'ICG peut gagner un plateau qui dure 2 heures après l'injection. Ainsi, il est possible d'évaluer une circulation anormale de la lymphe entre 2 et 72 heures après l'injection d'ICG. Après la transplantation de ganglions lymphatiques, une injection intraveineuse d'ICG est réalisée et permet de visualiser le flux à travers les anastomoses artérielles et veineuses, et dans les ganglions.

La lymphographie ICG change selon les modifications pathophysiologiques du flux lymphatique. Elle visualise le flux lymphatique en temps réel et la capacité de transport de lymphe est évaluée directement en mesurant les mouvements d'ICG. Il existe plusieurs façons d'évaluer la fonction de pompe lymphatique, comme le temps de transit, la pression lymphatique et la vélocité d'ICG. La vélocité d'ICG est calculée en divisant la distance entre le point d'injection du produit et la région axillaire ou l'aine par le temps de progression du produit. Cette vélocité diminue avec la progression et l'aggravation du lymphœdème, et augmente après les interventions chirurgicales.

La vélocité d'ICG est une évaluation quantitative qui permet d'évaluer facilement la fonction de pompe lymphatique avant et après les interventions chirurgicales.

3- IRM lymphatique ou lympho-IRM

Ce chapitre est écrit avec le Professeur Gérard Morvan, spécialiste IRM. Le système lymphatique est difficile à mettre en imagerie. Il est anatomiquement complexe et délicat à identifier.

Autrefois, l'exploration médicale était limitée à la lymphographie conventionnelle. Mais, elle est invasive et présente des complications : infection et embolie, inconfort pour les patients. Cette technique a été abandonnée. Le système lymphatique débute avec les capillaires lymphatiques dans les tissus mous, puis se dirige dans les vaisseaux pour passer ensuite dans les ganglions lymphatiques. La lymphe se draine par le canal thoracique.

Les bases physiques

Une des caractéristiques principales de l'imagerie par résonance magnétique (IRM) est, en séquences pondérées en T2, de faire spontanément apparaître en blanc (en hypersignal) les liquides stagnants et les structures riches en eau, alors que ceux-ci sont noirs (en hyposignal) sur les séquences pondérées en T1. C'est le cas de l'urine, de la bile, des épanchements, du pus, de l'œdème, mais aussi celui de la lymphe. Plus la pondération T2 est forte, plus cet effet est marqué. Avec des T2 suffisamment longs, on ne visualise pratiquement plus que les structures hydriques en blanc sur un fond noir uniforme. Grâce au contenu liquidien de l'appareil lymphatique normal et pathologique, cette particularité peut être mise à profit pour étudier sa morphologie.

Techniques IRM 2D classiques. Principe et limites.

Les séquences T2 classiques, dites en écho de spin, ne permettent qu'une étude plane, bidimensionnelle. En quelques minutes, il est possible d'obtenir une pile de coupes planes (2D), pas tout à fait jointives, où les structures lymphatiques sont spontanément visibles en hyper signal. Cette technique a plusieurs inconvénients :

. Plus le nombre de coupes programmé est élevé, plus l'acquisition sera longue.

. Plus la matrice (sorte d'échiquier composé de cases représentées par les unités élémentaires de l'image : les pixels) est grande, meilleure est la définition de l'image, mais plus long est le temps d'acquisition. Les matrices habituelles vont de 128 à 512.

Tout nouveau plan de coupe voulu nécessite une nouvelle acquisition, ce qui multiplie le temps de l'examen par le nombre de ces plans. Enfin, pour des raisons techniques, ces coupes ont une épaisseur minimale de l'ordre de quatre ou cinq millimètres, ce qui est à l'origine d'un effet de volume partiel (flou occasionné par le fait qu'une structure peut être à cheval sur deux coupes, ou, à l'inverse, « noyée » dans une coupe beaucoup plus épaisse qu'elle), artéfact particulièrement gênant, compte tenu de l'extrême finesse des canaux et des nœuds lymphatiques.

La méthode classique connaît donc des limites sérieuses.

Techniques IRM 3D actuelles. Principe et avantage.

Depuis quelques années, les progrès de la technologie ont permis une alternative : l'imagerie tridimensionnelle. Sans entrer dans des détails techniques qui n'auraient pas leur place dans cet ouvrage, on réalise non pas l'acquisition de tranches successives comme précédemment, mais celle d'un bloc tridimensionnel (3D) de données en synchronisant l'acquisition à la respiration, avec une matrice de 256^2 voire 512^2. Imaginez un cube ou un parallélépipède rectangulaire qui contiendrait le bassin et la racine des cuisses ou l'abdomen, constitué de plusieurs centaines de coupes inframillimétriques jointives. Les pixels (unité de volume élémentaire) qui composent ce cube sont pratiquement isotropiques (cubiques) et de l'ordre du millimètre. Il est actuellement possible, de réarranger ces pixels du bloc de données natives en images ou piles d'images planes dans tous les plans de l'espace (coronal, axial, sagittal, oblique…) dont l'épaisseur est variable, allant de moins d'un millimètre (comme dans les images natives) à plusieurs millimètres. Différents algorithmes de reconstruction, comme l'algorithme « *Maximum Intensity Projection* » (MIP), permettent lors de ces reconstructions de privilégier telle ou telle caractéristique.

Cette nouvelle technique permet de gagner du temps (une acquisition unique de cinq ou six minutes) et de la précision (les coupes minces autorisent l'étude précise des structures de petite taille comme les lymphatiques). Il est également possible de réaliser la même acquisition 3D pondérée en T1 (séquence morphologique), voire en T1 après injection de gadolinium, et de comparer précisément les différentes images ainsi obtenues au prix d'un temps d'acquisition plus long. On peut donc actuellement analyser correctement les nœuds et les canaux lymphatiques principaux des membres inférieurs et des étages inguinaux, les chaînes iliaques, rétropéritonéales ainsi que le canal thoracique à l'état normal et pathologique. Les lymphatiques normaux du membre supérieur sont plus difficiles à voir.

Les perspectives IRM

Actuellement, la technique 3D décrite ci-dessus, dont le nom diffère selon les constructeurs (CUBE), est très évolutive. Elle nécessite pour l'instant un grand champ de vue qui oblige encore à un pixel de l'ordre du millimètre carré. Il est probable que dans un avenir proche ce champ de vue diminuera, ce qui baissera la taille du pixel unitaire et permettra d'étudier une petite région anatomique (par exemple un creux inguinal, ou le site d'une implantation de nœuds lymphatiques) d'une manière extrêmement précise. Ainsi, la lymphographie par RM permet de faire le diagnostic de lymphœdème primitif ou secondaire, d'évaluer son degré de gravité, de le classer en variété aplasique, hypoplasique ou dysplasique, de distinguer les formes limitées aux canaux de celles intéressant les nœuds et d'apprécier de manière objective le résultat du traitement. L'IRM lymphographie est basée sur T2. Cette technique est utile, non invasive, sans injection. Elle visualise les flux lents comme les lymphatiques, les voies biliaires et pancréatiques.

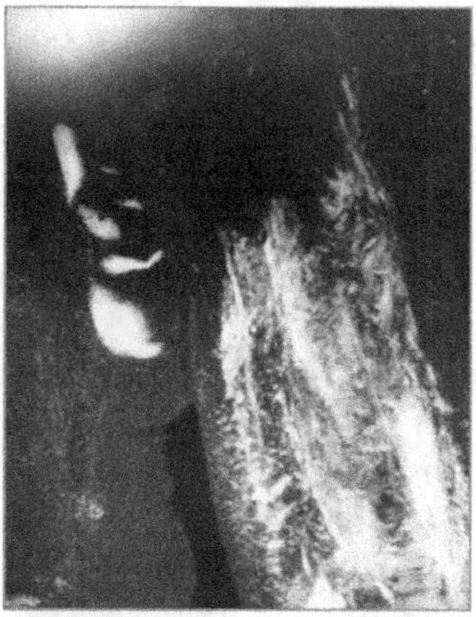

IRM axillaire gauche après curage ganglionnaire : présence d'un trou lymphatique signant l'absence de canaux lymphatiques après mastectomie et curage ganglionnaire (© Corinne Becker).

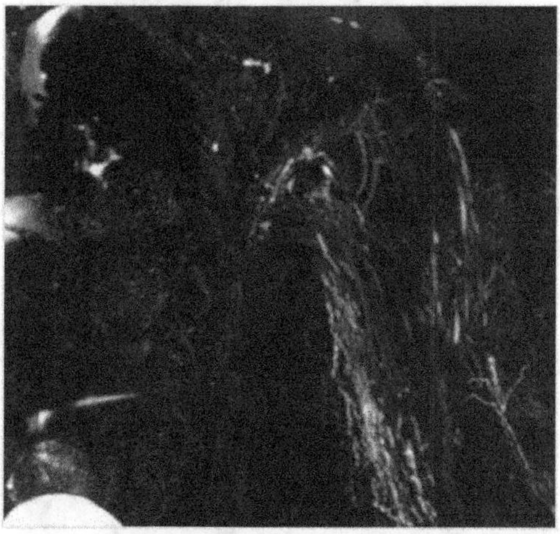

Lymphœdème du membre supérieur gauche après mastectomie et curage ganglionnaire. Blocage lymphatique axillaire avec un trou lymphatique. Après transplantation ganglionnaire lymphatique : rétablissement de la circulation lymphatique chez la même patiente (© Corinne Becker).

L'IRM lymphatique est une technique non invasive bien indiquée pour les vaisseaux lymphatiques. Des progrès sont en cours avec grossissement des images. Elles peuvent être centrées sur une région ou sur une zone de transplant ganglionnaire.

Références bibliographiques :

Arrive L., Azizi M. M. & Lewin M., « Lymphography of abdominal and retroperitoneal lymphatic vessels », in *A. J. R.*, 2007 ; 189 : 1051-1058.

Arvay N. & Picard J. D., *La lymphographie. Étude radiologique et clinique des voies lymphatiques normales et pathologiques*, Masson et Cie (éd.), Paris, 1963.

Battista B. & Germain M. A., Faria J. C & Becker C., « Lymph node flap transfer for patients with secondary lower limb lymphedema », in *Microsurgery Doi* 10.1002 : micr.

Becker C., Arrive L., Saaristo A., Germain M. A. & coll., « Surgical treatment of congenital lymphedema. », in *Clin. Plast. Surg.*, 2012 ; 39 : 377-384.

Byung Boong Lee, Bergan J. & Rockson S. G., *Lymphedema*, Springer (ed.), 2012.

Ferrandez J. C., « Les lymphœdèmes dans l'histoire de la médecine », in *Kinesither Scient.*, 2014 ; 559 : 5-12.

Nitsunaga M., Yamamoto T. & Koshima I., *Indocyanine Green Lymphography. Lymphedema and surgical Management*, CRC Press, 2016.

Rouvière H., *Anatomie des lymphatiques de l'homme*, Masson (éd.), Paris, 1932.

Yamamoto T., Iida T., Marsuda N. & al., « Indocyanine green (ICG) – enhanced lymphography for evaluation of facial lymphoedema. », in *J. Plast. Reconstr. Aesthet. Surg.*, 2011 ; 64 : 1541-1544.

Biochimie

La lymphangiogenèse survient dans quatre phases de régulations :

- la compétence lymphatique : l'engagement,
- la spécialité lymphatique et la maturation lymphatique.
- le facteur de croissance vasculaire endothéliale et le facteur de croissance endothélial -3 sont essentiels en lymphangiogenèse,
- le facteur de transcription C.

Le système lymphatique a un rôle essentiel dans l'homéostasie. Il contribue à la surveillance immunitaire grâce aux lymphocytes et aux cellules présentes dans les ganglions lymphatiques. Le dysfonctionnement du système lymphatique entraîne un lymphœdème avec accumulation de fluide interstitiel, de macromolécules et de débris cellulaires. La stase lymphatique génère une réponse inflammatoire chronique avec épaississement de la peau, fibrose du tissu sous-cutané et infection. La recherche médicale en lymphologie étudie les bases moléculaires qui caractérisent la maladie.

La recherche moléculaire

L'étude des mécanismes moléculaires de la lymphangiogenèse a été possible grâce aux modèles animaux. Florence Sabin a développé les théories du développement lymphatique grâce aux expérimentations sur les cochons. Elle a décrit la naissance des sacs lymphatiques primaires au niveau des veines embryonnaires. Les études sur les modèles de souris génétiques décrivent le développement vasculaire lymphatique naissant de la différenciation des cellules veineuses embryonnaires. Rockson et coll. résument les résultats de ces études initiales et décrivent la progression de la lymphangiogenèse en quatre stades :

- la compétence lymphatique ;
- l'investissement lymphatique ;
- la spécialité lymphatique ;

- la capacité lymphatique est un état entre les jours embryonnaires (8,5-9,5) où la totalité des cellules veineuses embryonnaires exprime le facteur de croissance du récepteur 3 (VEGFR-3) de l'endothélium vasculaire. Le récepteur 1 de l'endothélium des vaisseaux lymphatiques est LYVE-1. Le facteur C de croissance d'endothélium vasculaire (VEGF-C) et son récepteur (VEGFR-3) ont montré dans plusieurs modèles animaux qu'ils jouent un rôle majeur dans la génération lymphatique.

Un modèle de souris génétique (modèle de souris Chy) qui exprime une mutation d'inactivation VEGFR-3 est souvent utilisé comme modèle pour le lymphœdème humain primitif.

Chez cette souris Chy, la fonction lymphatique était restaurée après traitement par le virus de combinaison VEGF-C. Le croisement de la souris Chy avec une souris saine a permis la restauration de la fonction lymphatique. Cette observation suggère que le rôle de VEGF-C est une thérapie moléculaire prometteuse dans le traitement de l'insuffisance lymphatique. Lyve-1 est un marqueur moléculaire.

Au jour embryonnaire (11,5-12,5), les structures lymphatiques rudimentaires débutent la formation rudimentaire des sacs lymphatiques pour former ces PROX-1 des cellules endothéliales dans un processus nommé « maturation lymphatique ». Depuis vingt ans, les multiples études faites sur des modèles animaux ont montré une énorme quantité d'information concernant les mécanismes des lymphœdèmes primaires et secondaires. Bien que des études supplémentaires soient nécessaires pour comprendre les différences anatomiques des modèles animaux et des hommes, les résultats de ces études montrent le rôle majeur du facteur de croissance et le rôle des transferts de ganglions lymphatiques dans le traitement du lymphœdème.

Références bibliographiques :

Becker C., Constance M., Chen M. & Riquet M., « Microlymphatic surgery for the treatment of iatrogenic lymphoedema. », in *Clinics of Plastic Surgery*, Oct. 2012 : 386-392.

Cheng M. H., Chang D. W. & Patel K. M., *Lymphedema*, Surgery Elsevier, 2016.

La microchirurgie

Les anastomoses directes des vaisseaux lymphatiques sont possibles techniquement, mais aboutissent régulièrement à des échecs en raison de conditions techniques drastiques (déchirures des vaisseaux par les aiguilles) et de pressions dans les veines. De même, les anastomoses directes entre ganglions lymphatiques et veines aboutissent régulièrement à la thrombose : raisons techniques et hémodynamiques.

Description de l'autotransplantation de ganglions lymphatiques

La fibrose est le premier obstacle à traiter. Dans les formes iatrogènes, secondaires, c'est-à-dire après chirurgie, il existe souvent une zone de fibrose importante induite après l'adénectomie, combinée à la radiothérapie. La reprise de la cicatrice est réalisée et une dissection très minutieuse du creux axillaire (après traitement chirurgical et radiothérapique des cancers mammaires) est effectuée. En cas de douleur, les névromes seront traités dans le même temps opératoire. La fibrose autour du plexus brachial sera réséquée et les vaisseaux retrouveront très généralement leur pulsatilité. Les vaisseaux thoracodorsaux sont remis à leur place, le plexus est libéré, les adhérences autour de la veine axillaire et du plexus brachial sont supprimées, et on recrée un espace dans le canal thoracobrachial. Au niveau de la région de l'os iliaque, on réalise une incision oblique. Les ganglions qui se situent autour des vaisseaux circonflexes iliaques superficiels sont repérés. Un lambeau graisseux est dessiné autour de ce pédicule qui sera soulevé. Les vaisseaux sectionnés seront réanastomosés sur des branches de l'artère thoracodorsale au microscope opératoire avec du fil 10-0. Le lambeau graisseux sera placé autour de la veine axillaire, à l'endroit de l'évidement axillaire. En effet, il contient des cytokines nécessaires à la croissance et au développement des lymphatiques. En cas de nécessité, le lambeau sera élargi : il deviendra un SIEA (Superficial infraepigastrique artery) modifié et sera dessiné sur les perforantes de l'artère épigastrique inférieure superficielle. Ce lambeau correspond à une résection elliptique abdominale. Si le sein doit être reconstruit simultanément, on réalisera un DIEP (Deep infraepigastric perforator flap) modifié. Cette palette cutanée correspond à une abdominoplastie. La patiente aura simultanément une reconstruction mammaire, un traitement de son lymphœdème et une abdominoplastie. C'est une opération prodigieuse.

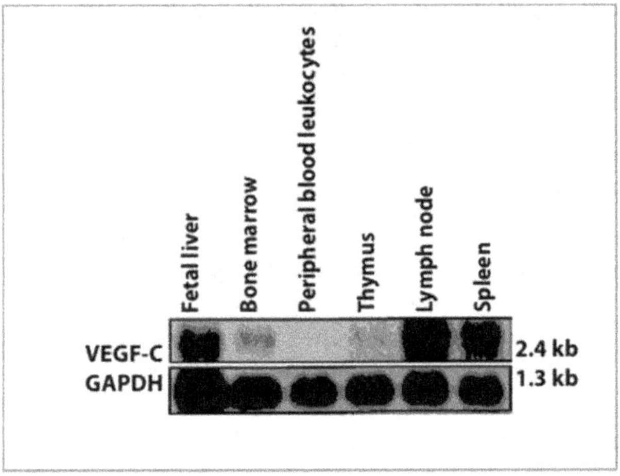

Haute expression de VEGF-c dans le tissu lymphatique, par rapport à plusieurs tissus. Les tissus lymphatiques en sont pourvus au maximum.
(© Saaristo A. M., Niemi T. S., Vitanen T. P. et coll.).

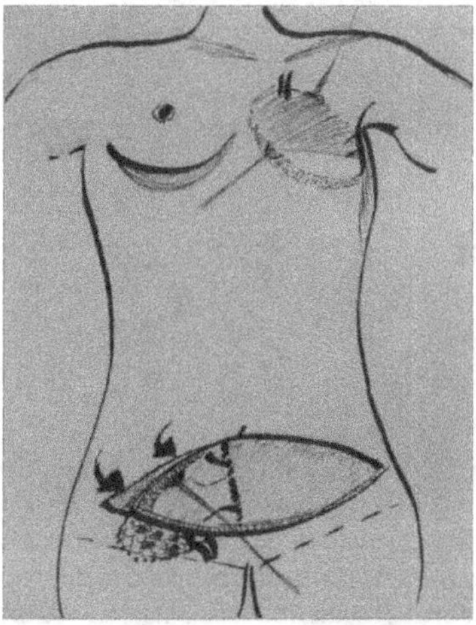

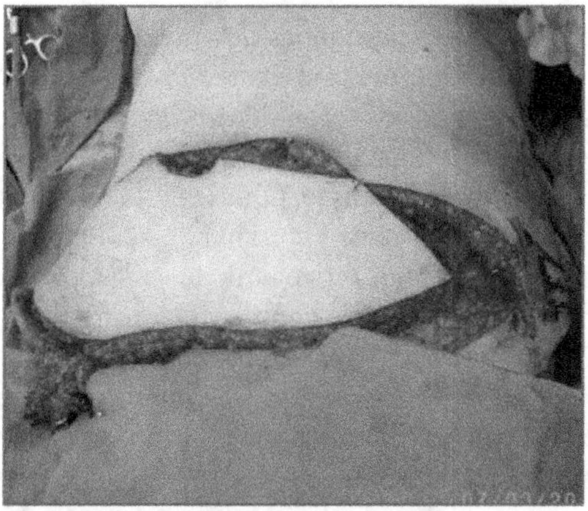

Après mastectomie et curage ganglionnaire, prélèvement des ganglions autour des vaisseaux circonflexes iliaques. L'incision et le prélèvement ganglionnaire, associé au lambeau abdominal pour une reconstruction mammaire avec les ganglions circonflexes iliaques constituent un Diep modifié. Vue opératoire du prélèvement du lambeau et des ganglions circonflexes iliaques (à gauche) (© Corinne Becker).

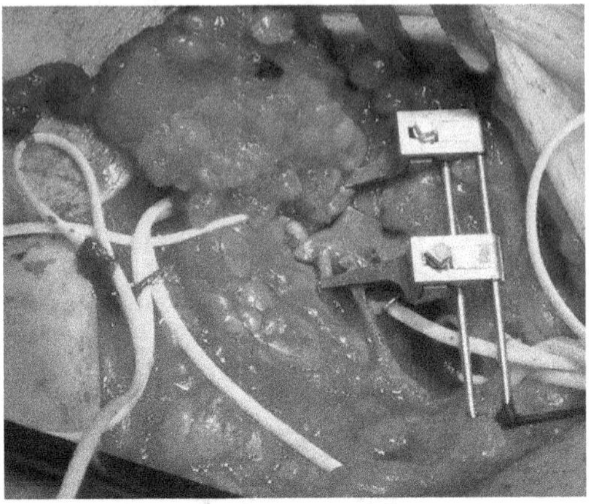

Vue opératoire : transplantation de ganglions lymphatiques circonflexes iliaques. Les microanastomoses vasculaires avec le double clamp qui permet de réaliser les sutures vasculaires sans tension (© Corinne Becker).

Pour les lymphœdèmes iatrogènes des membres inférieurs (post-chirurgie), on essaie toujours de libérer la fibrose. C'est un geste fondamental. Les ganglions seront placés dans les zones d'adénectomie à savoir profondément pour les tumeurs pelviennes et superficiellement, dans la cuisse, pour les tumeurs de la cuisse. Le lambeau ganglionnaire prélevé et transféré sera choisi soit dans la région thoracique externe, en regard du sein dans la région du soutien-gorge (c'est la chaîne ganglionnaire thoracique externe), soit dans la région cervicale basse, près de la clavicule. À l'étage thoracique externe, l'opérateur incise dans la région basse de l'aisselle, en regard de l'aréole, sans surtout aller dans le creux axillaire pour éviter les conséquences iatrogènes. Les vaisseaux thoracodorsaux sont individualisés et les perforantes en dessous de la branche destinée au muscle grand dorsal sont repérées. Le chirurgien localise également les branches de l'artère thoracique externe. On choisit la meilleure et on isole une unité graisseuse contenant 4 ganglions vascularisés par une de ces branches. Si on choisit la région cervicale pour prélever les ganglions, ce sont les ganglions qui sont irrigués par une branche de l'artère cervicale transverse qui seront prélevés. L'incision se fera juste au-dessus de la clavicule, du côté droit, pour éviter les vaisseaux lymphatiques qui se jettent dans la veine jugulaire interne. Pour les formes congénitales, les lambeaux sont identiques, mais le site thoracique externe est surtout utilisé, car les lymphœdèmes des membres inférieurs sont plus fréquents qu'aux bras, et il convient de respecter la région inguinale. Lorsque les jambes sont très gonflées dans leur totalité, il est fréquent de devoir réaliser 2 lambeaux : l'un sera placé en région inguinale, l'autre, ensuite, dans la région du genou. L'effet de la néogenèse lymphatique sera amplifié et on ne risque pas de prélever trop de ganglions.

Ces lambeaux sont difficiles à réaliser et une parfaite connaissance anatomique est nécessaire pour ne pas léser le site donneur et pour ne pas entraîner de conséquences iatrogènes. La courbe d'apprentissage est longue et il ne faut pas essayer sans expérience cette technique, sous peine de complications possibles du site donneur, ou d'échec par absence de maîtrise des techniques microchirurgicales. Pour les lymphœdèmes iatrogènes des membres inférieurs (post-chirurgie), on essaie toujours de libérer la fibrose. Les ganglions seront placés dans les zones d'adénectomie.

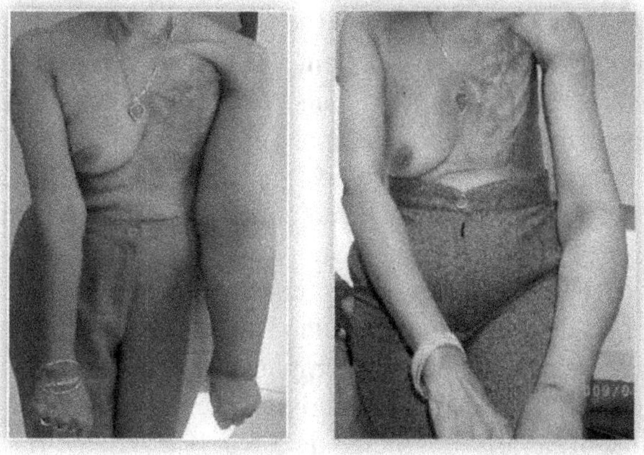

Lymphœdème du bras gauche après mastectomie et curage ganglionnaire radical et, à droite, huit ans après transplantation de ganglions lymphatiques dans le creux axillaire (© Corinne Becker).

Le lymphœdème est le résultat d'anomalies du système de transport de la lymphe menant à l'accumulation de liquide lymphatique riche en protéine dans l'espace interstitiel. L'accumulation de liquide œdémateux mène à un œdème mou dans le lymphœdème précoce. La progression du gonflement des extrémités est irréversible et liée à deux mécanismes :

1- L'accumulation de fluide lymphatique conduit à une réponse inflammatoire avec augmentation de l'activation des fibrocytes.

2- Les dépôts de graisse se forment quand les lymphatiques inopérants sont incapables de transporter les molécules lipidiques. Cliniquement, les patients développent des tissus sous-cutanés fermes progressant vers le gonflement et la fibrose.

. Fréquence du lymphœdème

Le lymphœdème est une affection chronique et progressive qui peut survenir après traitement de cancer. L'incidence du lymphœdème varie, car les méthodes de diagnostic sont différentes selon les chirurgiens. Dans une étude de suivi sur vingt ans de patientes traitées pour cancer du sein avec mastectomie et curage ganglionnaire, 49 % des patientes rapportent une sensation de lymphœdème (gonflement et troubles sensitifs). Parmi les patientes qui développent un lymphœdème, 77 % sont diagnostiquées dans les trois ans suivant le traitement du cancer du sein, et les autres patientes développent un lymphœdème du bras à un rythme de 1 % par an après 3 ans. Ainsi, un quart des patientes développent un lymphœdème après traitement du cancer du sein et une longue surveillance est nécessaire. L'incidence du lymphœdème après traitement du cancer du sein est la suivante : après mastectomie et curage ganglionnaire, elle va de 24 % à 49 %. Les patientes nécessitant un traitement plus extensif du cancer du sein avec curage axillaire et radiothérapie ont le plus grand risque de développer un lymphœdème. Cependant, même la moins extensive dissection ganglionnaire comme la biopsie du ganglion sentinelle est associée de 5 à 7 % d'œdème du membre supérieur.

L'incidence du lymphœdème après traitement d'autres cancers est établie ainsi : 16 % avec le mélanome, 20 % avec les cancers gynécologiques, 10 % avec les cancers génito-urinaires, 4 % pour les cancers cervico-faciaux et 30 % pour les sarcomes.

Les patients nécessitant une dissection pelvienne et une radiothérapie pour leurs cancers ont un taux de 22 % et 31 % de lymphœdème. Les facteurs de risque supplémentaires pour développer un lymphœdème après traitement des cancers du sein sont l'obésité, l'infection et le traumatisme. De plus, les modifications tissulaires et la lymphostase entraînent une susceptibilité augmentée à l'infection à l'extrémité du membre, comme les pieds. Cliniquement, les patientes peuvent développer une cellulite à partir d'un traumatisme mineur qui normalement est insignifiant dans une extrémité normale. Chaque épisode d'infection entraîne des dommages des canaux lymphatiques et déclenche un cercle vicieux. Ces patientes nécessitent une prophylaxie antibiotique toute la vie. Le lymphœdème peut aussi conduire à l'érysipèle, à la lymphangite et éventuellement au lymphangiosarcome. L'érysipèle est une infection streptococcique du derme. La lymphangite est une inflammation des canaux lymphatiques suite à l'infection de la partie distale du canal lymphatique ou une infection de l'espace interdigital.

Le lymphangiosarcome est une tumeur maligne rare qui survient après une longue évolution du lymphœdème. Le syndrome de Stewart-Treves est un angiosarcome naissant après lymphœdème post-mastectomie. Il a un pronostic très mauvais avec une survie moyenne de 19 mois.

Le traitement conservateur du lymphœdème est le bon geste à faire en priorité pour ralentir la progression de l'affection. Les bandages élastiques enveloppent circonférentiellement l'extrémité lymphœdémateuse et poussent le fluide lymphatique proximalement. La thérapie lymphatique débute généralement avec des massages quotidiens pendant plusieurs semaines. (Földi). Cette thérapie est suivie par des massages moins fréquents et pour le reste de la vie. L'évolution du lymphœdème peut nécessiter un massage lymphatique quotidien avec bandage.

Les patients ayant un lymphœdème sévère peuvent nécessiter un bandage chaque nuit et conserver le bandage compressif chaque jour. L'inconvénient majeur du traitement conservateur est que la réduction de la taille de l'extrémité du membre est peu importante si on ne réalise pas une compression continue. Or, la compression du traitement conservateur est difficile à long terme, car c'est chronophage et cela nécessite des spécialistes. Souvent, il est difficile pour les patients de s'appliquer les bandages. Une seconde limitation majeure de la thérapie conservative est qu'elle ne peut affecter le changement de la circonférence du membre en raison du dépôt de graisse et de la présence de fibrose. Ainsi, les choix de traitement ont un rôle important dans l'évolution du lymphœdème et l'option d'une association peut apporter les meilleurs résultats possibles.

Les possibilités de chirurgie pour le traitement du lymphœdème comportent deux catégories : résection tissulaire et physiologique.

- Les techniques de résection intéressent les résections elliptiques des excès de peau et de tissu sous-cutané d'une extrémité, ou bien la liposuccion.

- L'excision de tissu peut provoquer une amélioration immédiate aux patients avec un lymphœdème sévère.

La résection de tissu comportant un poids lourd et volumineux d'une extrémité peut restaurer la fonction de l'extrémité et peut améliorer l'application de bandages de compression.

- La liposuccion est une autre modalité efficace pour enlever l'excès de dépôt de graisse dû à l'anomalie de transport lymphatique. La méthode est souhaitable comme adjuvant à d'autres traitements chirurgicaux et peut être réalisée dans un second temps, après le traitement chirurgical comme les transplantations de ganglions lymphatiques.

Les complications de résection qui peuvent survenir sont les plaies chroniques, l'infection, les cicatrices vilaines, les hématomes, les nécroses cutanées, les dommages possibles aux lymphatiques restants et l'aggravation du lymphœdème. Les compressions sont nécessaires toute la vie après résection tissulaire. Les procédés physiologiques cherchent à reconstruire le système de transport lymphatique.

- Les greffes de canaux lymphatiques sont des procédés qui anastomosent un lymphatique obstrué à un lymphatique sain en utilisant une greffe de veine ou de vaisseau lymphatique. Le procédé est techniquement difficile et chronophage, car la paroi des canaux lymphatiques est fine, transparente et très fragile. Elle déchire au passage de l'aiguille pour la suture. De plus, il y a une morbidité du siège donneur.

- L'anastomose lympho-veineuse connecte un lymphatique dilaté à une veine pour conduire la lymphe dans le système veineux et elle semble être efficace dans les stades précoces de lymphœdème. Les indications concernent les formes hyperplasiques de lymphœdème qui ont des ganglions lymphatiques. Cette anastomose lympho-veineuse demeure perméable si la pression lymphatique est plus élevée que la pression veineuse. Habituellement, une veine sous-dermique est utilisée, car elle a une pression basse. Le calibre des veines sous- dermiques est inférieur à 1 mm, nécessitant la super-microchirurgie avec des instruments de microchirurgie extrafins et des fils de suture très fins de 14-0. Généralement, de multiples anastomoses lymphoveineuses sont réalisées avec 9 anastomoses par équipe de chirurgiens opérant avec plusieurs microscopes simultanément.

- La transplantation de ganglions lymphatiques autologues est aussi appelée transfert de ganglions lymphatiques autologues. Il n'existe aucun risque de rejet, car ils sont prélevés sur le patient. C'est un autre traitement chirurgical du lymphœdème. Pour la transplantation de ganglions lymphatiques, un lit de réception dans le membre lymphœdémateux est préparé en réséquant les tissus cicatriciels. Puis, un petit lambeau contenant les ganglions lymphatiques superficiels est prélevé dans une zone donneuse avec une artère et une veine qui sont anastomosées à une artère et une veine de la zone receveuse. Aucun geste chirurgical n'est réalisé pour le rétablissement des canaux lymphatiques : celui-ci se forme grâce aux facteurs de croissance et ils rejoignent les ganglions lymphatiques transplantés. Les avantages des transplants ganglionnaires sont nombreux. La technique de transplantation de ganglions lymphatiques autologues est considérée comme étant physiologique, car on reconstruit les ganglions lymphatiques absents, ou réséqués. D'abord, les tissus cicatriciels sont réséqués, car ils pourraient bloquer le flux lymphatique. Puis, les tissus vascularisés formant un lambeau sont placés dans le site opéré. Ensuite, grâce à ce lambeau qui contient des ganglions lymphatiques vivants produisant le facteur C de croissance endothéliale (VEGF-C) et la lymphangiogenèse, la reconnexion s'effectue sans acte chirurgical entre le système lymphatique obstrué et le système lymphatique proximal. Ainsi, les ganglions lymphatiques transplantés qui ont une fonction immunologique importante et qui sont des ganglions lymphatiques vivants vont provoquer un bénéfice à un membre lymphœdémateux prédisposé au développement d'infection.

Enfin, cette technique permet aux ganglions lymphatiques eux-mêmes de jouer leur rôle d'interface entre les systèmes lymphatiques et veineux pour le drainage de la lymphe, sans créer des anastomoses lymphoveineuses au niveau distal du membre.

Le lymphœdème iatrogène est généralement secondaire au traitement du cancer avec curage ganglionnaire suivi d'une radiothérapie. Parfois, le lymphœdème peut être causé par des raisons non oncologiques comme l'exérèse de la veine saphène, la réparation d'une hernie, la liposuccion. Quand le lymphœdème est causé par une chirurgie précédente, un transplant de ganglions lymphatiques autologues peut être indiqué pour reconstruire le déficit. Un blocage du drainage lymphatique après exérèse de ganglions lymphatiques est une indication absolue de transplant ganglionnaire lymphatique pour remplacer le tissu ganglionnaire manquant ou endommagé. Ceci peut être diagnostiqué à la lymphoscintigraphie par manque de présence de particule radioactive (technetium 99m) dans l'endroit des ganglions lymphatiques inguinaux ou axillaires réséqués après injection des particules dans l'extrémité du membre. Plus récemment, la lympho-IRM avec les images en T2 visualise l'anatomie du système lymphatique avec une grande sensibilité et une précision inégalée. L'absence de ganglions lymphatiques ou la lésion des canaux lymphatiques traversant le site chirurgical apparaissent en noir à l'IRM. D'autres indications de transplant de ganglions lymphatiques sont le lymphœdème résistant au traitement conservateur avec douleur, des signes de neuropathie du plexus brachial ou la présence d'infections chroniques dans l'extrémité lymphœdémateuse du membre. Le transplant de ganglions lymphatiques est également indiqué pour reconstruire les tissus lymphatiques endommagés ou manquants. La résection du tissu cicatriciel est indispensable et fondamentale. La mise en place de tissus vascularisés traite les neuropathies du plexus brachial. Les infections sont aussi une indication majeure pour transplantation de ganglions vascularisés en raison de la fonction immunologique des ganglions lymphatiques. Pour les patientes ayant un lymphœdème après mastectomie et curage, il est possible d'utiliser un lambeau épigastrique inférieur (DIEP) ou lambeau musculo-cutané en continuité avec le lambeau de ganglions lymphatiques vascularisés. Ce lambeau combiné permet la reconstruction du sein avec la reconstruction axillaire lymphatique. Cependant, ceci est indiqué pour la reconstruction du sein avec lymphœdème établi ou de cellulite du membre supérieur. Le transplant de ganglions lymphatiques n'est pas indiqué en reconstruction du sein sans lymphœdème en raison du risque de lymphœdème iatrogène.

La dissection en cas de lymphœdème débute toujours par le site receveur. Les tissus cicatriciels sont incisés et si possible excisés jusqu'au tissu sain. Durant la dissection, les vaisseaux thoraco-dorsaux sont isolés avec des boucles en silicone. Si un névrome est rencontré ou en cas de douleur chronique une neurolyse du plexus brachial est réalisée. Après exérèse des tissus cicatriciels, il faut porter une grande attention à éviter les structures vitales du creux axillaire. Il est indiqué de débuter la dissection là où l'anatomie est normale. Quand la dissection est complète, la nécessité de lambeau est estimée. Un lambeau de ganglions lymphatiques est préparé à partir de trois sites donneurs à choisir : inguinal, thoracique externe et cervical. Le lambeau constitué de ganglions inguinaux est le lambeau qui prélève les ganglions basés sur les branches des vaisseaux circonflexes iliaques ou sur les vaisseaux épigastriques inférieurs. Une incision est faite au niveau d'une ligne entre la crête iliaque et le pubis. La longueur de l'incision dépend de la taille nécessaire pour le lambeau ganglionnaire. La graisse sous-cutanée est incisée sur le fascia cribriformis là où les veines superficielles sont visibles. Il existe une veine superficielle diagonale traversant le champ opératoire. Celle-ci aide à identifier la localisation des ganglions lymphatiques dans la graisse. Au membre inférieur, les vaisseaux circonflexes iliaques superficiels sont identifiés, disséqués et isolés. La partie latérale du lambeau est levée pour isoler les vaisseaux circonflexes iliaques superficiels. Ces vaisseaux sont identifiés et isolés et peuvent être utilisés pour les microanastomoses vasculaires. Les bords de la dissection sont le ligament inguinal, l'aponévrose musculaire profonde et le fascia cribriformis superficiel. Il est important de ne pas disséquer les ganglions lymphatiques au-delà de ces deux bords pour éviter de disséquer les ganglions lymphatiques profonds qui drainent la jambe et apporteraient des complications iatrogènes.

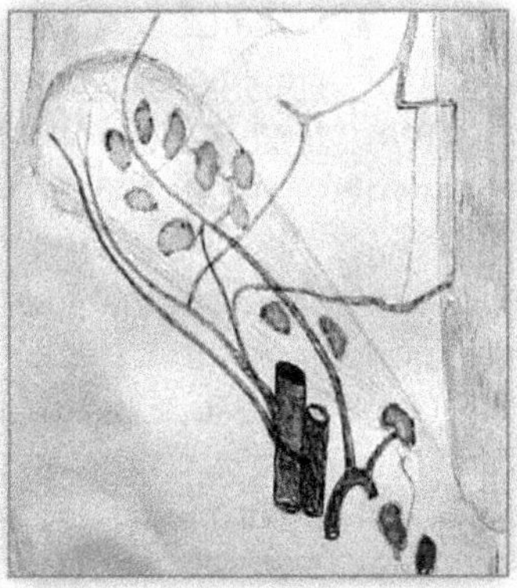

Schéma montrant le prélèvement des ganglions circonflexes iliaques en regard de l'aile iliaque. Ils sont situés à la partie supérieure de l'aile iliaque. La veine transversale isole les ganglions qui peuvent être prélevés à la partie haute

(© Corinne Becker).

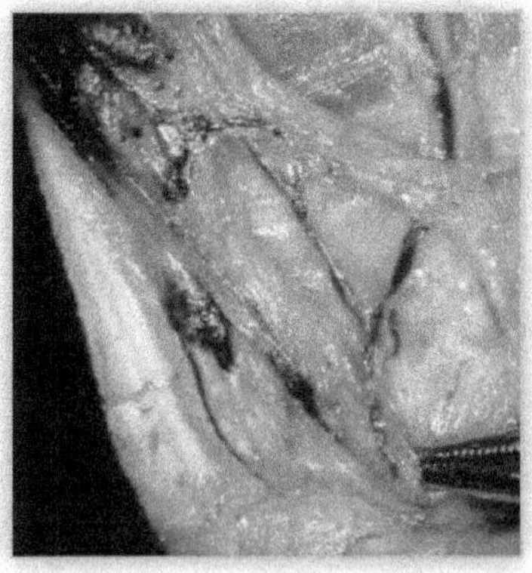

Seuls, les ganglions circonflexes iliaques peuvent être prélevés, car ils ne drainent pas le membre inférieur et leur prélèvement n'a pas de conséquence iatrogène. Ils sont situés à la partie supérieure de l'aile iliaque

(© Corinne Becker).

Cependant, notre choix habituel est le lambeau de ganglions lymphatiques thoraciques externes. Celui-ci est situé à la partie basse du creux axillaire au niveau des branches des vaisseaux thoracodorsaux ou des vaisseaux thoraciques latéraux. En effet, le prélèvement de ces ganglions n'a pas de retentissement, car ils ne drainent pas les membres. L'incision est pratiquée sur une ligne longitudinale antérieure au muscle latissimus dorsi et latérale au sein. Le fascia latéral est ouvert et les branches thoracodorsales sont disséquées autour des vaisseaux principaux vascularisant le muscle latissimus dorsi. Un lambeau est dessiné dans cette région en disséquant les vaisseaux et en prélevant quelques ganglions. Les branches des vaisseaux thoraciques externes sont identifiées. Dans 60 % des cas, les branches des vaisseaux thoraciques externes vascularisent les ganglions dans la partie supérieure du lambeau. Si le calibre des vaisseaux sanguins est adéquat pour les microanastomoses, le lambeau est prélevé et ses vaisseaux sont anastomosés sur les vaisseaux receveurs nécessitant des ganglions lymphatiques. Le lambeau est basé sur les branches des vaisseaux thoraciques externes pour que les branches thoracodorsales soient intactes et pour pouvoir les utiliser en cas de nécessité pour reconstruire le sein par lambeau pédiculé. Dans les 40 % restants, le lambeau est disséqué, basé sur les branches distales des vaisseaux thoracodorsaux. Il est très important que les ganglions lymphatiques au-dessus de la veine axillaire ne soient pas disséqués pour éviter d'endommager le drainage lymphatique du bras et éviter les conséquences iatrogènes. Ainsi, le prélèvement est limité au niveau des ganglions lymphatiques seulement, au-dessous du bord latéral du muscle pectoralis minor, évitant le niveau II des ganglions (derrière le muscle pectoralis) et le niveau des ganglions (au-dessus au bord médial du muscle pectoralis minor). Le lambeau de ganglions lymphatiques cervicaux comporte des ganglions lymphatiques sur les branches de l'artère cervicale transverse. Une incision est faite au-dessus du milieu de la clavicule et le muscle sterno-cléido-mastoïdien est rétracté.

Les branches de l'artère cervicale transverse sont identifiées et isolées. Les ganglions lymphatiques sont choisis, basés sur les branches de l'artère cervicale transverse. Le drainage veineux est fait sur les branches de la veine jugulaire externe qui sont identifiées. Un lambeau contenant quelques ganglions basés sur l'artère cervicale transverse est disséqué. Le lambeau de ganglions lymphatiques est prélevé et transféré dans la région scapulaire pour les microanastomoses vasculaires. Il est placé au-dessus de la veine axillaire où le tissu lymphatique est initialement prélevé pour le traitement du cancer du sein. Une suture résorbable est utilisée pour fixer le lambeau afin qu'il ne se torde pas sur le pédicule vasculaire. L'image SPY avec le vert d'indocyanine est réalisée pour confirmer la perfusion du lambeau transplanté. Les incisions des deux sièges sont suturées sur un petit drain aspiratif.

Comme pour le lymphœdème du membre supérieur, la dissection débute au niveau du site receveur généralement la région inguinale. Les tissus cicatriciels sont réséqués jusqu'au tissu non fibreux. Au niveau céphalique du membre, le ligament inguinal, les vaisseaux circonflexes iliaques superficiels sont repérés et isolés. Au niveau caudal du ligament inguinal, un espace est créé pour le lambeau lymphatique. Si le lambeau doit être placé au niveau du genou, une incision médiane est réalisée juste au-dessus du genou. Les branches géniculaires ou les branches de la veine saphène sont isolées. Le prélèvement du lambeau ganglionnaire (inguinal, thoracique externe ou cervical) est réalisé et les microanastomoses sont effectuées avec la même technique qu'au membre supérieur.

Nous n'avons réalisé que des transplants autologues prélevés sur le patient et n'entraînant donc pas de rejet. Pour les lymphœdèmes iatrogènes du membre supérieur, on note une amélioration dans 98 % des cas et, dans les stades modérés, une guérison dans 40 % après 1 an. Les éléphantiasis peuvent se réduire d'une manière impressionnante, mais ne guérissent jamais totalement. Le taux d'infection chronique est réduit à 2 %.

La douleur peut disparaître dans 90 % des cas pour des lésions névromateuses des nerfs thoraciques. Les plexites radiques sont stabilisées et peuvent récupérer chez les jeunes patients dans quelques cas. Dans les lésions plus anciennes et chez les patientes plus âgées, et lorsque l'œdème a disparu, des transferts tendineux sont réalisables dans certains cas (sans garrot), ce qui permet à ces patientes de recouvrer une certaine mobilité. Pour les lymphœdèmes iatrogènes des membres inférieurs, les résultats sont analogues, mais plus longs à atteindre puisqu'il faut plus de temps pour que les néovaisseaux atteignent les ganglions, étant donné que la distance à parcourir est plus longue. En général, 2 ans sont nécessaires et cela dépend vraiment de la fibrose et de l'état cutané. Parfois, pour les membres très œdématiés, il faut faire un deuxième transfert en relais au niveau du genou. Les infections diminuent également de fréquence.

Pour les lymphœdèmes congénitaux, les résultats sont supérieurs lorsque les patients sont très jeunes et lorsque les œdèmes ne sont pas trop fibreux. Les hypoplasies lymphatiques répondent très bien aux autogreffes ganglionnaires, puisque les ganglions transplantés pompent le liquide et que le VGEFC 3 contenu à forte dose dans les ganglions contribue à augmenter le réseau collecteur lymphatique. Dans les cas mineurs, on peut observer des guérisons à 100 % objectivées par les IRM lymphatiques.

Les cas plus avancés répondent d'une manière parfois surprenante, avec une réhabilitation du membre par des canaux lymphatiques et une diminution de la stase liquidienne. Après 6 mois minimum, si les images montrent une accumulation anormale graisseuse sans plus d'image en « nid d'abeille », une liposuccion est réalisée sur les zones externes du membre (pour ne pas détruire les canaux internes néoformés). Dans les éléphantiasis majeurs, des dermolipectomies locales pour enlever les plis permettent de faire des bandages correctement et de diminuer les zones de mycoses permanentes. Ils peuvent être combinés à la première séance de greffe ganglionnaire.

L'ensemble des cas congénitaux présente une amélioration du lymphœdème dans 98 % des cas. Mais, il faut parfois programmer 2 autogreffes ganglionnaires et d'autres techniques pour venir à bout des lymphœdèmes très importants. Le taux d'infection est réduit de 80 %, ce qui est très appréciable pour la qualité de vie des patients. Ceux-ci, qui ont perdu leur travail à cause des déformations très invalidantes et des infections chroniques, peuvent souvent reprendre une vie normale et surtout leur travail. Une kinésithérapie très précise est souhaitée dans les 6 premiers mois postopératoires et peut être réduite, voire arrêtée dans les meilleurs cas. Un lambeau inguinal de ganglions lymphatiques peut être prélevé avec le lambeau cutané pour une reconstruction mammaire tel que le DIEP et, ce, en raison des ganglions inguinaux superficiels utilisés. Seuls, quelques ganglions sont prélevés pour minimiser le risque de lymphœdème iatrogène. En effet, l'un des buts du chirurgien est de ne pas aggraver l'état du patient. Les ganglions lymphatiques superficiels sont identifiés grâce à la lympho-IRM. La dissection du lambeau DIEP se fait d'une façon classique, à l'exception près que le lambeau y est étendu latéralement pour inclure 3 à 4 ganglions lymphatiques. Les vaisseaux circonflexes iliaques sont identifiés et isolés, et le lambeau cutanéo-graisseux DIEP est complètement disséqué. L'image SPY est utilisée pour évaluer la perfusion du lambeau ganglionnaire. Si la perfusion des ganglions lymphatiques semble adéquate, le lambeau DIEP est anastomosé par microchirurgie aux vaisseaux mammaires internes et la portion de ganglions lymphatiques du lambeau est placée dans le creux axillaire. Une suture de fil résorbable fixe la portion du lambeau contenant les ganglions dans l'aisselle. L'artère épigastrique inférieure superficielle (SIEA) peut aussi être combinée avec le lambeau ganglionnaire pour reconstruire les patientes ayant une mastectomie ou en cas de neuropathie du plexus nerveux. Dans ces cas, le lambeau de ganglions lymphatiques est séparé. Cette intervention peut être menée à deux équipes pour le lambeau avec l'artère thoracodorsale. Pour faciliter le prélèvement, les patientes sont placées en décubitus latéral et le lambeau ipsilatéral est utilisé. Les tissus cicatriciels sont réséqués dans l'aisselle et les vaisseaux receveurs sont isolés. Les branches des vaisseaux thoracodorsaux sont utilisées pour les anastomoses avec ceux du lambeau de ganglions lymphatiques. Puis, les ganglions lymphatiques inguinaux sont prélevés et placés dans l'aisselle. L'image SPY est faite pour confirmer la perfusion du lambeau ganglionnaire. Les vaisseaux receveurs pour le lambeau non abdominal comme avec l'artère perforante profonde ou l'artère glutéale sont généralement les vaisseaux mammaires internes. Après les microanastomoses, le lambeau de ganglions lymphatiques est vascularisé. La région axillaire cicatricielle est réparée. Après microanastomose, le lambeau inguinal avec les ganglions lymphatiques est placé dans la région axillaire et l'image SPY avec le vert d'indocyanine est réalisée pour confirmer leur perfusion. Une suture est faite au fil résorbable pour stabiliser le lambeau ganglionnaire. Beaucoup de soins sont nécessaires pour placer le lambeau non abdominal sous la peau du sein afin de ne pas compromettre le lambeau ganglionnaire par compression ou rotation. La perfusion du lambeau ganglionnaire est confirmée par l'image SPY. Le lambeau ganglionnaire peut être combiné avec d'autres traitements chirurgicaux. Tel est l'exemple d'excision de tissus, de liposuccion, qui peut être utilisée dans les régions sélectives.

Il est essentiel de ne pas endommager les canaux lymphatiques. Après transplant de ganglions lymphatiques, la plupart des patients rapportent une vie réellement plus confortable. Pour les lymphœdèmes iatrogènes des membres inférieurs (post-chirurgie), on essaie toujours de réséquer la fibrose, geste fondamental. Les ganglions sont placés dans les zones d'adénectomie, à savoir profondément pour les tumeurs pelviennes et superficiellement, dans la cuisse, pour les tumeurs de la cuisse. Pour les formes congénitales, les lambeaux ganglionnaires sont identiques, mais le site thoracique externe est surtout utilisé, car les lymphœdèmes des membres inférieurs sont plus fréquents qu'aux bras.

Une liposculpture des régions externes dans les lipœdèmes peut réduire les amas graisseux dus à la stase des macromolécules dans le système lymphatique déficient. Cette technique complète les autogreffes ganglionnaires et peut se faire après 6 mois. Elle doit être réalisée avec des microcanules et surtout ne pas passer dans les zones internes où les nouveaux canaux lymphatiques ont poussé.

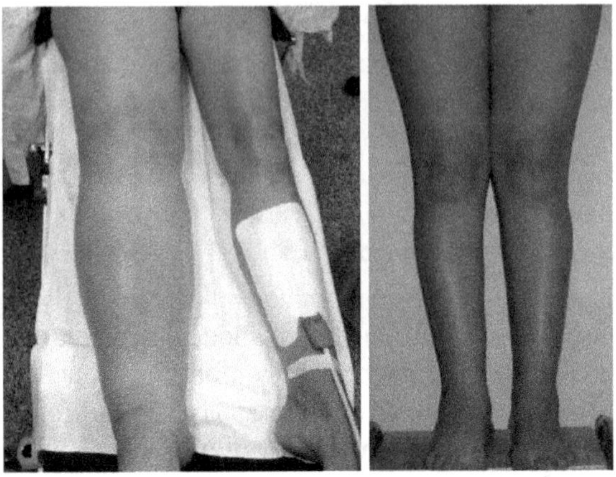

Patiente souffrant de lymphœdème depuis la puberté, résistante à la physiothérapie intensive (à gauche). Résultat un an après la transplantation de ganglions lymphatiques autologues (à droite).

(© Corinne Becker).

Au membre supérieur, lorsque l'œdème a disparu, de petites liposculptures près de l'épicondyle et à la face postérieure du bras sont bénéfiques, mais surtout il ne faut pas toucher les faces internes du membre, pour ne pas léser les trajets lymphatiques. Pour les membres inférieurs également, elles peuvent être appliquées lorsqu'il y a transformation en lipœdème et se réalisent près des hanches et des faces externes des cuisses, et parfois du mollet avec un bel effet esthétique.

Combinaison des techniques

Il existe essentiellement quatre techniques chirurgicales de combinaison possible : la résection tissulaire, la liposuccion, la transplantation de ganglions lymphatiques et les anastomoses lymphoveineuses.

1- La résection tissulaire

Le lymphœdème réfractaire au traitement non opératoire peut nécessiter des traitements chirurgicaux. Classiquement, les méthodes chirurgicales sont classées en physiologiques et en techniques d'excision. Les techniques physiologiques cherchent à restaurer le flux lymphatique tandis que les techniques d'excision vont diminuer le flux lymphatique en enlevant les tissus malades. La résection tissulaire ou procédé d'excision va exciser le tissu sous-cutané en excès incluant l'excision de la peau excédentaire : c'est la technique de Charles.

Le concept de la résection est d'enlever une certaine quantité de peau et de tissu sous-cutané. De plus, la réduction de circonférence du membre permet de faciliter le traitement non chirurgical en facilitant la compression par les bandages. En diminuant la taille du membre, il y a une diminution de la fréquence des infections. Cette technique peut être utilisée pour le membre supérieur comme pour le membre inférieur. La réduction radicale du lymphœdème avec préservation des canaux lymphatiques est surtout utile pour le lymphœdème du membre inférieur. Les incisions au membre inférieur sont placées à la jonction entre deux angiosomes, ceux de l'artère tibiale postérieure et ceux de l'artère péronière. En arrière, l'incision est faite entre les deux chefs du muscle gastrocnémius. Les incisions sont linéaires verticalement et un espace de peau est préservé pour éviter de compromettre la vascularisation de la peau entre les deux parties des lambeaux. Au membre supérieur, la première incision est placée entre les angiosomes de l'artère radiale et de l'artère cubitale.

Le lymphœdème a un trajet ascendant qui débute aux extrémités.

Plus tard, le patient a un gonflement persistant qui peut être amélioré avec des mesures conservatives : les bandages. Ainsi, les indications se précisent-elles.

Le repos au lit est conseillé cinq jours avant l'intervention de résection. L'extrémité du membre affecté est mesurée le matin de l'intervention et les résultats sont comparés aux mesures de la dernière consultation. S'il y a moins de 20 % d'amélioration de la circonférence, la chirurgie est conseillée. Un traitement antibiotique est administré avec des céphalosporines de première génération.

Le patient est placé en position de supination avec un garrot pneumatique au membre inférieur pathologique. Les artères tibiales postérieures et péronières sont marquées à l'aide d'un examen Doppler. Les résections tissulaires sont alors réalisées, et après hémostase, la peau est suturée. Ces soins nécessitent un bandage élastique des membres. Les patients restent hospitalisés 3 à 5 jours en gardant une compression et doivent surélever la jambe durant deux semaines.

La morbidité est très faible. Au membre inférieur, la réduction de circonférence au-dessus du genou est de 51 %, sous le genou de 66 % et à la cheville de 44 %. La réduction circonférentielle du lymphœdème au membre inférieur est de 52 % en moyenne. Les complications sont les cellulites chez 20 % des patients qui bénéficient uniquement des résections, des séromes dans 6,7 %.

La plupart des patients se plaignent d'un engourdissement des extrémités qui se résout en six mois. Pour le membre supérieur, la réduction circonférentielle au-dessus et sous le coude est respectivement de 15,1 % et 20,7 %. L'analyse statistique montre que la réduction significative de la circonférence est au-dessus et sous le coude. Il n'y a pas de cas de désunion ni de nécrose de la peau. Toutes les réductions de lymphœdème sont complètes en un temps.

Dans le lymphœdème évolué, la résection donne des résultats satisfaisants à long terme. Les épisodes répétés d'infection entraînent une fibrose du tissu sous-cutané conduisant à des canaux lymphatiques engorgés, non favorables à l'anastomose lympho-veineuse. Le but le plus important du traitement du lymphœdème est l'éradication de l'infection. En particulier, la prévention de l'infection des orteils est une étape importante pour contrôler la cellulite du membre inférieur. La technique de Charles décrite en 1940 est le traitement habituel qui diminue la stase lymphatique. Les patients avec un lymphœdème avancé primaire ou secondaire des membres inférieurs avec induration, fibrose, hyperkératose et fistules multiples peuvent être traités par la technique de Charles. L'infection, la cellulite et la lymphangite sont des complications effrayantes qui augmentent la frustration et diminuent la qualité de vie des patients. Les études récentes sur la technique de Charles donnent une réduction de 30 % de la circonférence avec 90 % de réduction de la cellulite.

Les complications de la technique sont les désunions cutanées, l'hyperkératose, les ulcérations et l'aggravation du lymphœdème du pied. Pour prévenir ces problèmes, les auteurs récents ont décrit une modification de la technique : c'est celle de Chen.

Le procédé de résection est réalisé avec l'amputation des orteils.

La technique est combinée avec le transfert de ganglions lymphatiques. On l'appelle la technique de Charles-Chen.

Un détail anatomique important : la technique Chen-Charles préserve la veine saphène et le système veineux superficiel qui est utilisé pour drainer le transfert du lambeau de ganglions lymphatiques. Une incision circonférentielle est réalisée à la partie proximale de la cuisse. Si la cuisse est peu atteinte, l'excision peut être limitée, réduite au-dessus du genou. La technique de Chen Charles avec traitement des orteils est constituée de trois possibilités : ablations des ongles des pieds, ablations des seconds et quatrièmes orteils, résection de tous les orteils.

La Société internationale de Lymphologie classe la sévérité du lymphœdème en trois stades. Karri rapporte un système modifié, avec quatre stades de pathologie. Selon leur classification, dans le lymphœdème avancé, le but le plus important du traitement est d'éradiquer l'infection. Les orteils sont la source principale d'infection, particulièrement chez le sujet âgé. Si les orteils ne sont pas traités, le patient aura des infections récidivantes. La sélection de Charles avec préservation des orteils inclut :

- un stade avancé de lymphœdème ;
- les orteils sont gonflés, mais sans épisode de cellulite ;
- les orteils ne sont pas déformés, sans ostéomyélite.

Une semaine avant la chirurgie, les pieds du patient font l'objet d'une hygiène rigoureuse. À l'admission, les diamètres du membre malade sont mesurés à quatre niveaux et des antibiotiques sont administrés à l'induction et pendant trois jours.

En 1940, la technique de Charles : un seul membre est opéré à la fois et l'intervention est réalisée en un temps. Le patient est allongé en supination avec un garrot pneumatique. Les greffes de peau épaisse sont prélevées sur toute la circonférence du membre. Et les greffes de peau sont fenêtrées. Le membre est dénudé jusqu'au fascia profond avec excision des tissus fibroscléрotiques. Les orteils sont amputés s'il y a des infections récidivantes. Après dénudation de la jambe, une gaze imprégnée d'adrénaline et un bandage compressif sont appliqués et le garrot est dégonflé.

En 2009, la technique de Chen modifiée. Deux équipes travaillent simultanément. La première équipe réalise la technique de Charles, c'est-à-dire la résection tissulaire et prépare l'artère et la veine profonde pour la transplantation de ganglions lymphatiques. La seconde équipe prélève le lambeau avec les ganglions lymphatiques avec l'artère et la veine circonflexe iliaque. Une artère et deux veines sont anastomosées pour le transplant ganglionnaire. En postopératoire, le patient doit garder la jambe surélevée pendant cinq jours. Une prophylaxie avec anticoagulant et compression du membre est instituée. Les complications possibles sont les désunions de la plaie, la perte de la peau du transplant ganglionnaire, l'hyperkératose, les ulcérations et l'augmentation du lymphœdème du pied. Le mécanisme du transfert du lambeau ganglionnaire est la connexion lymphatico-veineuse. Après transplantation des ganglions lymphatiques, une régénération spontanée des canaux lymphatiques s'organise grâce aux facteurs de croissance lymphatique. Ainsi, la lymphe se draine dans le système veineux. Les ganglions lymphatiques transplantés contiennent des macrophages, des lymphocytes qui phagocytent et détruisent les microbes, d'où une réduction du risque infectieux. Ainsi, les techniques chirurgicales pour le lymphœdème sont réservées aux patients qui échappent au traitement médical ou pour lesquels le traitement médical n'a rien amélioré. Les résections améliorent les patients souffrant de lymphœdème. Beaucoup d'auteurs considèrent que la technique de Charles est dépassée en raison de ses complications et de résultats inesthétiques. Pourtant, cette technique peut être utile dans le lymphœdème avancé. Le *« Chen modified Charles »* est une nouvelle approche combinant résection tissulaire et transplantation de lambeau de ganglions lymphatiques autologues. Cette technique semble une bonne méthode efficace pour le lymphœdème avancé des membres.

Références bibliographiques :

Becker C., Assouad J., Riquet M. et al., « Postmastectomy lymphedema : long-term results following microsurgical lymph node transplantation. », in *Ann. Surg.*, 2006 ; 243 : 313-315.

Charles H., « Elephantiasis of the leg. », in *Latham A. Enflish T. C. (ed.), A system of treatment,* Vol 3. London. Churchill. 1912.

Chen H. C., Garb B. B. & Salgado C. J., « Elective amputation of the toes in severe lymphoedema of the lower leg : rational and indications. », in *Ann. Plast. Surg.*, 2009 ; 63 : 193-197.

Maruccia M. & Chen H. C., *Excisional Procedures and their combinations with lymphatic microsurgery. Lymphoedema Surgery*, Elsevier (ed.), 2016.

La liposuccion

Les techniques de liposuccion ont fait la preuve de leur efficacité en chirurgie de reconstruction. Il existe cependant une controverse sur la liposuccion dans le traitement du lymphœdème. Bien sûr, les techniques de compression doivent être utilisées en priorité. La chirurgie a été développée pour s'adresser à des aspects cliniques divers. La microchirurgie permet de drainer le liquide lymphatique. Mais, dans les cas avancés, le tissu adipeux et la fibrose sont les manifestations de cette maladie. La liposuccion permet d'enlever les dépôts adipeux pour atteindre une réduction du lymphœdème dans les stades avancés. La liposuccion est utile pour optimiser les résultats. Plusieurs explications existent pour l'hypertrophie du tissu adipeux. Il y a un déséquilibre dans le flux sanguin et le drainage lymphatique, d'où l'inégalité dans la répartition des lipides. Les travaux récents ont montré la relation entre le système lymphatique et les dépôts graisseux. Et il existe des certitudes sur l'hypertrophie du tissu adipeux et l'augmentation du tissu adipeux dans l'intestin chez les patients ayant une maladie inflammatoire (maladie de Crohn) où l'inflammation joue un rôle important. Les analyses du contenu aspiré au niveau des membres avec lymphœdème dans des conditions avec garrot pneumatique montrent une forte concentration de tissu adipeux. La normalisation trois mois après réduction de l'excès de volume est réelle. L'hormone parathyroïde peut inhiber l'adipogenèse.

L'adipogenèse, suite à la stase lymphatique, est associée à un développement des cellules mononucléées inflammatoires.

Le système lymphatique superficiel est constitué d'un filet dermique drainant les lymphatiques autour des veines superficielles. Le système lymphatique profond est localisé sous le fascia et accompagne les vaisseaux sanguins. Les systèmes lymphatiques superficiels et profonds se drainent dans les ganglions lymphatiques, et transportent la lymphe jusqu'au système veineux : la veine jugulaire interne et la veine sous-clavière. Les protéines du fluide interstitiel sont transportées avec la lymphe. Si le transport de la lymphe est gêné, les protéines restent hors des vaisseaux lymphatiques, entraînant le lymphœdème. L'inflammation chronique joue un rôle important dans la formation du tissu adipeux. Avec le temps, le lymphœdème sous-cutané devient plus compact et il est dominé par le tissu adipeux, car les molécules lipidiques ne peuvent pénétrer dans les lymphatiques.

L'ablation de l'excès de tissus adipeux par une intervention chirurgicale semble logique, car les patients ont un inconfort lié au poids et au volume du bras, ou de la jambe, dû à la graisse.

Le geste le plus important est d'effectuer un test très utile : faire une pression la plus forte possible avec le pouce et en estimer la conséquence. Les patients qui ont été traités avec une thérapie conservative ne montrent aucun ou un seul piquage de 1 à 2 mm. Quelques patients choisis pour une liposuccion peuvent présenter un peu d'œdème et 4 à 5 mm de piquage au niveau du lymphœdème du bras, et 7 à 8 mm dans l'œdème de la jambe.

La liposuccion est une méthode qui consiste à ôter la graisse non fluide de l'organe atteint. Si les patients ont eu des procédures physiologiques, la liposuccion est valable pour l'élimination de tissu adipeux. En plus des indications relatives au volume du membre, la liposuccion a prouvé son intérêt dans l'amélioration de la qualité de vie des patients et réduit l'incidence de l'érysipèle. La qualité de vie du patient est améliorée, car la liposuccion diminue le poids du membre en permettant une meilleure mobilité. Les mesures du volume du membre sont évaluées dans le protocole du lymphœdème grâce à la pléthysmographie. Les volumes des extrémités sont mesurés à chaque consultation, ainsi que la circonférence du membre par la périmétrie. Le Doppler est utilisé pour rechercher une insuffisance veineuse associée. La lymphoscintigraphie donne des informations utiles sur la fonction lymphatique. La tomographie au scanner et l'imagerie par résonance magnétique sont importantes pour évaluer le lymphœdème. La compression précoce et permanente est impérative pour le succès de la liposuccion.

La réduction maximale du diamètre du membre est achevée entre un et trois mois après liposuccion. Il est utile de pratiquer 15 à 20 incisions de 3 mm de longueur sur la peau et la liposuccion est réalisée avec des canules de 15 à 25 cm de long et d'un diamètre de 3 à 4 mm. Il y a des précautions : ne pas affleurer la peau avec la canule, car ceci laisserait des marques sur la peau. Les pansements sont enlevés au deuxième jour postopératoire.

Pour maintenir l'effet de la liposuccion, une compression continuelle est utilisée par bandage. Ceci est nécessaire pendant les trois premiers mois, puis le patient est revu tous les trois mois en consultation. Pour le membre inférieur, une compression classe 3 est prescrite pour la journée et elle est ôtée la nuit. Ainsi, s'il existe un excès de volume de tissu adipeux, il peut être supprimé par la liposuccion. La compression prévient la récidive.

Références bibliographiques :

Borson H., Ohlin K., Olsson G. et al., « Adipose tissue dominates chronic arm lymphedema following breast cancer : an analysis using volume rendered CT images. », in *Lymphat. Res. Biol.*, 2006 ; 4 : 199-210.

Borson H., Ohlin K., Olsson G. et al., « Breast cancer related chronic arm lymphedema is associated with excess adipose and muscle tissue. », in *Lymphat. Res. Biol.*, 2009 ; 7 : 3-10.

Procédures microchirurgicales

par les Prs Michel Germain & Corinne Becker, et le Dr Xavier Riaud.

Il existe essentiellement deux applications de la microchirurgie : les anastomoses lymphoveineuses et les transplantations de ganglions lymphatiques.

Historique des transplantations ganglionnaires

En 1935, Sir Harold Gillies (1882-1960), qui vient d'être anobli en 1930 par le roi Georges V, a introduit le premier une mèche sous-cutanée pour traiter le lymphœdème du membre inférieur.

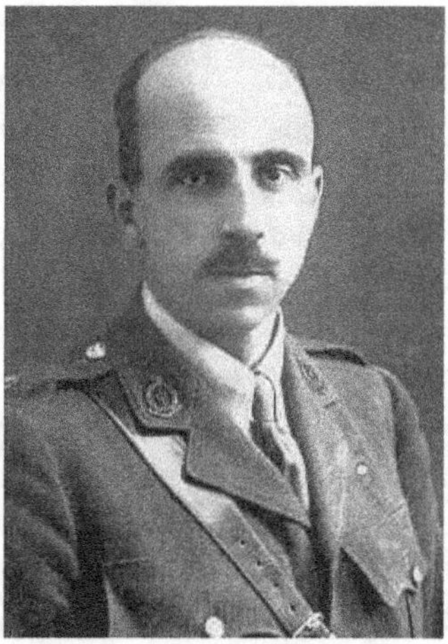

Sir Harold Delf Gillies en 1916 (© Queen Mary's Hospital, 2008).

En 1979, Shesol restaure la fonction lymphatique avec le transfert d'un lambeau inguinal de ganglions lymphatiques chez le rat.

En 1982, le transplant de ganglions lymphatiques vascularisés a été introduit par Clodius. Les ganglions lymphatiques inguinaux peuvent être transférés dans le creux axillaire, au coude, au genou ou au poignet avec des résultats encourageants. Le lambeau ganglionnaire a l'avantage de posséder un grand nombre de ganglions lymphatiques. Clodius rapporte la pose du premier lambeau pédiculé et du premier lambeau inguinal lymphatique avec succès chez l'homme.

Plus tard, Corinne Becker et coll., suivis par Chen, ont réalisé un transfert de ganglions lymphatiques avec succès chez un modèle animal. Bien que Clodius signale l'intérêt du traitement du lymphœdème, il y a eu peu de cas cliniques rapportés. Jusqu'à ce qu'en 2006, Becker et coll. publient une série de transplantation de lambeaux ganglionnaires inguinaux vascularisés, en région axillaire et au coude. Corinne Becker écrit que la transplantation de ganglions lymphatiques vascularisés peut drainer la lymphe chez les patientes avec lymphœdème du membre supérieur post-mastectomie et curage. Plus tard, Chen décrit le lambeau lymphatique avec une palette de peau. Le transplant lymphatique peut être modifié et transféré pour le membre supérieur simultanément avec le lambeau abdominal inférieur pour la reconstruction du sein (DIEP).

L'anatomie ne changera pas ni la description anatomique des ganglions lymphatiques localisés dans le triangle de Scarpa.

En 2006, Assouad montre que les ganglions inguinaux superficiels drainant la lymphe de la partie inférieure de l'abdomen peuvent être sacrifiés pour drainer le lymphœdème des membres, sans conséquence sur le membre inférieur.

Cheng et coll. décrivent ces ganglions. Dayan et coll. comptent 8,2 ganglions au-dessus de la crête iliaque. L'anatomie des ganglions lymphatiques superficiels a un intérêt majeur : c'est assurer le succès du lambeau. Cela évite la morbidité du site donneur.

Clodius a décrit le lambeau inguinal traditionnel avec les ganglions. Le transplant inguinal de ganglions lymphatiques vascularisés peut être prélevé avec une palette cutanée.

Corinne Becker décrit ainsi le lambeau utilisé : l'incision cutanée est réalisée à 1,5 cm au-dessus du ligament inguinal. L'artère circonflexe iliaque et la veine sont identifiées. Le tissu mou, graisseux autour de la veine, est inclus, car il contient des cytokines. La dissection est poursuivie jusqu'à l'origine de la veine. La veine saphène est préservée puisqu'elle n'est pas dans le drainage principal.

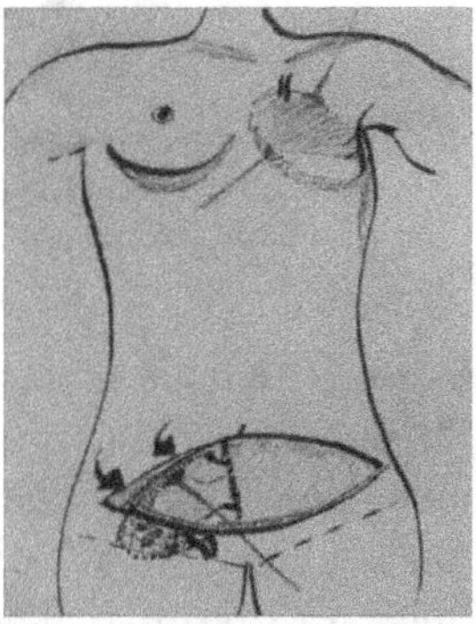

Le lambeau abdominal avec les ganglions circonflexes iliaques permettant de reconstruire le sein et d'apporter des ganglions lymphatiques. La dissection est débutée au niveau des ganglions inguinaux (© Corinne Becker).

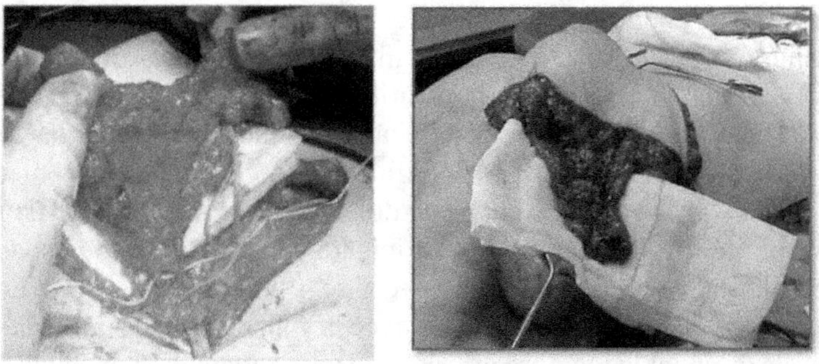

Reconstruction du sein droit avec transplant cutanéo-graisseux et ganglions lymphatiques circonflexes iliaques. Le transplant composé avec ganglions et palette de peau va être revascularisé. (© Corinne Becker).

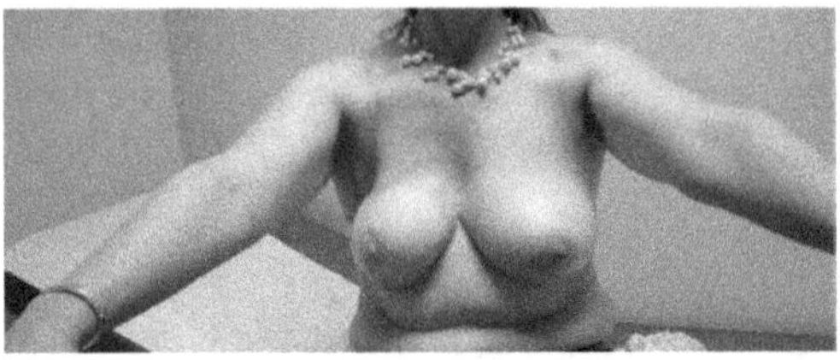

Résultat de la reconstruction complète du sein droit avec lambeau cutanéo-graisseux épigastrique et ganglions lymphatiques circonflexes iliaques (après mastectomie et curage ganglionnaire pour cancer) (© Corinne Becker).

Le lambeau ganglionnaire est indiqué pour le lymphœdème stade I à III et même pour l'éléphantiasis, le lymphœdème avec douleur et paralysie, le lymphœdème avec infections chroniques, le lymphœdème lorsqu'on souhaite reconstruire le sein en même temps et le lymphœdème avec fibrose axillaire. Les indications du transfert de ganglions pour le lymphœdème du membre supérieur incluent la négativité proximale totale de l'aire ganglionnaire à la lymphoscintigraphie ou à la lympho-IRM. Les contre-indications pour le transfert ganglionnaire sont la récidive du cancer ou les métastases. Lorsque le transfert de ganglions lymphatiques est indiqué pour traiter le lymphœdème du membre supérieur, la quantité de ganglions lymphatiques inguinaux est le facteur le plus important pour le succès. La lympho-IRM permet d'étudier la taille du lambeau des ganglions utilisables. Toutefois, la lympho-IRM est coûteuse et chronophage. Lorsque la quantité de ganglions lymphatiques est confirmée, le côté de prélèvement inguinal est choisi. Une attention doit minimiser la survenue de la morbidité. Le technétium 99 est injecté dans le deuxième espace interdigital avec du bleu patent ou de l'indocyanine verte. Les ganglions lymphatiques détectés avec la sonde gamma sont évités, car ils drainent le membre inférieur correspondant. Les résultats de cet usage diminuent la morbidité de la dissection des ganglions lymphatiques. Quelques patients ont de l'infection ou de la cellulite après un lymphœdème ancien.

Dans ce cas, le contrôle de l'infection et de la cellulite avant le transfert du lambeau prévient les complications vasculaires ou les désunions.

- Le lambeau ganglionnaire sans palette cutanée

Un examen Doppler est utilisé pour détecter les perforantes. Le ligament inguinal est marqué sur la peau de l'épine iliaque supérieure au tubercule pubique. L'incision est faite au-dessus du ligament inguinal et la dissection est menée en incluant suffisamment de tissu mou graisseux. Les tissus mous sont prélevés : 8x5 cm, parallèle et supérieur au ligament inguinal. Le lambeau SCIA est disséqué proximalement pour inclure les ganglions lymphatiques.

- Le prélèvement du lambeau avec une palette de peau comporte le prélèvement de tissu mou graisseux et de peau avec les ganglions lymphatiques vascularisés. Il est réalisé selon différentes approches. Les techniques utilisent les vaisseaux du système SCIA : l'artère épigastrique inféro-superficielle et la branche médiale du système de l'artère fémorale. L'utilisation de ces différents systèmes modifie l'orientation de la palette cutanée pour transplanter à droite ou à gauche. Corinne Becker préfère utiliser l'angiosome de la SCIA ou le système SCIA qui permet le prélèvement de peau et de tissu sous-cutané de la partie inférieure de l'abdomen au-dessus du ligament inguinal.

La dissection préférée de Corinne Becker est un lambeau de peau transverse de l'abdomen dans sa partie inférieure. La dissection standard inclut le tissu sous-cutané avec les ganglions lymphatiques. Il existe quatre sites récepteurs décrits pour le transfert : inguinal, axillaire, coude et poignet.

Cheng et coll. signalent que les transplants de ganglions au poignet ont le meilleur résultat fonctionnel dans la circonférence de l'avant-bras, comparé avec le siège du coude. Les raisons d'un meilleur drainage lymphatique utilisant le poignet seraient l'action d'une pompe suivie par l'effet de la gravité. La balance d'avoir un bon résultat fonctionnel par rapport à la morbidité dépend du statut de lymphœdème du patient et de l'expérience du chirurgien.

Le lambeau vascularisé de ganglions lymphatiques peut être modifié et combiné avec un lambeau abdominal comme le lambeau libre myocutané abdominal (TRAM), le lambeau épigastrique inférieur profond (DIEP) ou le lambeau épigastrique superficiel. Ainsi, il existe trois types de combinaison du lambeau ganglionnaire avec les lambeaux abdominaux.

La clé dominante du séjour hospitalier dans ce cas particulier est basée sur l'inclusion d'une palette de surveillance cutanée. Et surtout, la présence d'une palette de peau permet une fermeture sans tension ainsi que la surveillance, lorsqu'un siège axillaire est choisi. Dans ces cas, tout compromis vasculaire peut être non détectable, ce qui affecte la viabilité des ganglions lymphatiques et l'efficacité du transfert lymphatique. Dans les transferts de lambeau ganglionnaire, la réexploration est significativement plus lourde que pour d'autres transplants. L'explication inclut la coexistence d'une maladie veineuse dans le membre. Une prompte reconnaissance de l'échec de perfusion est aisée : une réintervention préviendra l'échec du lambeau.

Les transferts de ganglions lymphatiques continuent à évoluer.

En utilisant l'imagerie, l'IRM ou la lymphographie au vert d'indocyanine, peu de séries publiées existent sur le transfert de ganglions lymphatiques pour le membre supérieur.

En 2006, Corinne Becker rapporte une série de 24 transferts ganglionnaires dans la région axillaire ou au coude. Dans la cohorte, 31 % des transplants ont une activité sur la lymphoscintigraphie en postopératoire. Chen et coll. rapportent deux séries de transferts ganglionnaires au poignet avec une réduction de 50 % des circonférences en 56 mois de suivi. La réduction de circonférence avec les transferts de ganglions au coude était de 24 % à 33 mois de suivi.

Dans les deux séries, une palette de peau était incluse pour aider à fermer ce siège et à servir de surveillance. La morbidité du site donneur a été rapportée. Vitanen et coll. signalent les résultats de la morbidité du site donneur chez 13 patients où on a prélevé les ganglions de l'aine pour lymphœdème du membre supérieur.

Aucun patient n'a eu de modification de circonférence du membre inférieur, mais quelques patients ont eu des modifications à la lymphoscintigraphie.

Le Doppler, la lymphoscintigraphie ou la lympho-IRM peuvent évaluer les ganglions inguinaux superficiels. Chen a réalisé une anastomose lympho-veineuse avec résolution de l'œdème chez seulement une patiente qui a présenté une diminution de l'œdème. Ainsi, le transfert de ganglions lymphatiques a été développé depuis 32 ans et a prouvé son efficacité dans le mécanisme du traitement du lymphœdème. À partir d'une sélection de patients, du prélèvement adéquat des ganglions lymphatiques et d'une approche du site récepteur, le lymphœdème du membre supérieur peut être traité avec succès grâce aux ganglions vascularisés de l'aine.

Références bibliographiques :

Becker C., *Microsurgical procedures : vascularized lymph node transfer from the groin. Lymphoedema surgery*, Elsevier (ed.), 2016.

Chen H. C., O'Brien B., Rogers I. W. et coll., « Lymph node transfer for the treatment of obstructive lymphoedema in the canin model. », in *Br. J. Plast. Surg.*, 1990 ; 43 : 578-86.

Clodius L., Smith P. J. et coll., « The lymphatics of the groin flap. », in *Ann. Plast. Surg.*, 1982 ; 9 : 447-58.

Queen Mary's Hospital, Sidcup, UK, 2008.

Anastomoses lymphoveineuses

Le lymphœdème affecte 250 millions de personnes dans le monde. Il évolue progressivement vers le gonflement, la fibrose, les déficits fonctionnels et l'infection chronique. Le traitement majeur du lymphœdème est la thérapie décongestionnante et la compression des membres affectés. Cependant, cela demande du temps, c'est difficile à réaliser, coûteux et même parfois des échecs surviennent.

Les méthodes réductives incluent l'excision (technique de Charles), la liposuccion et les transplantations ganglionnaires.

Les méthodes physiologiques comme les transplants de ganglions lymphatiques vascularisés et les anastomoses lymphoveineuses pour diriger la lymphe dans le système veineux sont efficaces.

En 1962, Jacobson à New York a réalisé la première anastomose lymphaticoveineuse expérimentale.

En 1967, Yamada fait la première anastomose lymphoveineuse en clinique pour un lymphœdème par obstruction lymphatique.

Degni réalise des anastomoses lymphoveineuses entre la veine saphène et des vaisseaux lymphatiques adjacents dans la région inguinale.

En 1970, O'Brien rapporte une anastomose lymphoveineuse pour traiter un lymphœdème.

Cependant, l'anastomose lymphoveineuse a connu des difficultés, car les vaisseaux lymphatiques sont difficiles à disséquer, fragiles et, surtout, parfois, la pression veineuse est supérieure à celle des lymphatiques, ce qui donne un reflux et une thrombose de l'anastomose.

En 1996, Koshima introduit la supermicrochirurgie quand les lymphatiques sous-dermiques localisés aux extrémités ont des calibres de 0,8 mm. Cela demande un microscope perfectionné, des instruments très fins, du fil de suture 14-0 invisible à l'œil nu. Cette procédure est justifiée, car les lymphatiques distaux sont moins touchés par le lymphœdème que les lymphatiques proximaux et la pression veineuse distale est inférieure à celle des larges veines.

En 1990, Koshima réalise des anastomoses lymphaticoveinulaires pour traiter le lymphœdème.

Le développement du microscope opératoire, des instruments et du matériel de suture (fil 14-0) fait progresser la supermicrochirurgie.

La chirurgie du ganglion sentinelle entraîne 3 % de lymphœdème. Ceci est à comparer aux 17 % de lymphœdèmes qui apparaissent après curage ganglionnaire axillaire pour cancer.

L'accumulation de lymphe interstitielle conduit à une insuffisance des canaux lymphatiques.

Il existe deux types de traitement du lymphœdème. Le premier traitement du lymphœdème, c'est le traitement conservateur par massage lymphatique avec compression élastique du membre utilisé dans la méthode de Földi. Le deuxième traitement, chirurgical comporte deux possibilités : l'anastomose lymphaticoveineuse qui augmente le retour de la lymphe dans la circulation sanguine. Le développement de cette technique a conduit à réaliser des anastomoses lymphoveineuses termino-terminales, latéro-latérales ou termino-latérales. L'autre possibilité est la transplantation de ganglions vascularisés. Cependant, il faut envisager les maladies veineuses associées au lymphœdème, la valeur des valves lymphatiques et du flux veineux. De même, il est important de prendre en considération l'état du système valvulaire et la direction du flux lymphatique.

Les anastomoses lymphoveineuses ont été utilisées pour traiter le lymphœdème des membres inférieurs, des membres supérieurs, et du tronc. L'efficacité est surtout prouvée lors des stades précoces de lymphœdème. Il faut envisager de combiner les traitements avec anastomose lymphoveineuse et le transfert de ganglions lymphatiques vascularisés dans les cas sévères où les anastomoses lymphoveineuses ne suffisent pas.

D'après l'expérience de Corinne Becker, il faut réserver les anastomoses lymphoveineuses aux cas d'hyperplasie du système lymphatique où les ganglions sont présents et les vaisseaux lymphatiques dilatés. La lymphangiographie au vert d'indocyanine permet au chirurgien de localiser le niveau souhaitable de l'anastomose lymphatico-veineuse. La technique du vert d'indocyanine permet d'obtenir une vue du système lymphatique. En effet, un des inconvénients majeurs de cette technique est que la détection des canaux lymphatiques est limitée à 10 mm sous la surface de la peau. Les canaux lymphatiques profonds ne peuvent pas être détectés et d'autres techniques sont nécessaires comme la lympho-IRM.

L'anastomose lympho-veineuse est réalisée par des incisions de 2 à 3 cm de long. C'est la lymphographie au vert d'indocyanine qui permet de localiser exactement le futur siège de l'anastomose. Les vaisseaux lymphatiques sont explorés avec le microscope opératoire. Une veinule de 0,8 à 1,5 mm de diamètre est anastomosée au lymphatique correspondant. L'anastomose réalisée est généralement termino-latérale avec du fil 11-0 ou 12-0.

Koshima utilise des médicaments vasodilatateurs et une contention élastique du membre malade. La compression entre quatre semaines et six mois est également proposée. L'analyse de la circonférence du membre est adoptée par la majorité des chirurgiens. Koshima rapporte son expérience : la moyenne de durée du lymphœdème est de 7,2 ans. Les patients ont été suivis 2,6 ans. La circonférence des membres a diminué de 4,5 cm.

Chang, dans une étude portant sur 100 patients, signale que l'anastomose lymphoveineuse est efficace particulièrement dans les stades précoces et qu'elle diminue la sévérité du lymphœdème. Il existe une diminution de volume du membre de 61 % à 12 mois. Dans les cas avancés et anciens, les résultats sont moins impressionnants avec 17 % seulement de diminution de volume du membre. D'autres auteurs soulignent le bénéfice de l'anastomose lymphoveineuse pour prévenir la progression du lymphœdème. Mihara et coll. évaluent et observent la diminution des épisodes de cellulite après anastomose lymphoveineuse.

Mukenge et coll. évaluent le résultat de l'anastomose lymphoveineuse dans le traitement du lymphœdème des organes génitaux de l'homme. Ils rapportent un succès chirurgical à 12 mois avec amélioration de la consistance des tissus mous du scrotum. Ayestaray et coll., dans le lymphœdème facial secondaire à une lymphadénectomie cervicale, affirment que la réduction du volume est trouvée dans ces cas. Ainsi, l'anastomose lymphatico-veineuse est efficace dans le lymphœdème des membres supérieurs et inférieurs, du scrotum et du tronc. Les patients ayant un lymphœdème récent et surtout au membre supérieur ont le plus de bénéfice. Dans l'expérience de Corinne Becker, les seules vraies indications des anastomoses lymphaticoveineuse (ALV) sont les hyperplasies lymphatiques que l'on diagnostique par l'IRM lymphatique, ainsi que les lésions du canal thoracique. Pour les lésions iatrogènes, mastectomies si une hyperplasie distale est objectivée. Une autogreffe ganglionnaire placée en région axillaire peut être combinée à des anastomoses lymphoveineuses distales.

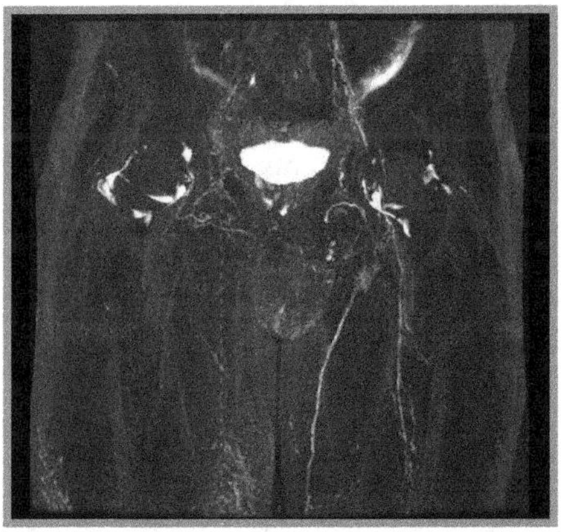

Lymphœdème hypoplasique (à droite). Absence de ganglions lymphatiques et absence de vaisseaux lymphatiques : c'est l'indication de transplant de ganglions lymphatiques, car il n'en existe pas (© Corinne Becker).

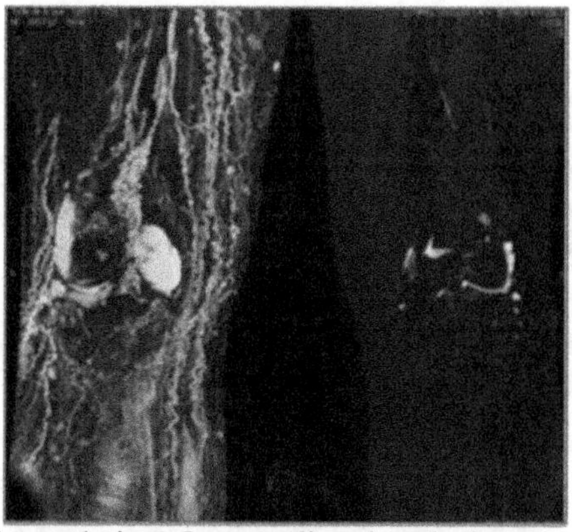

Lymphœdème hyperplasique. Les ganglions lymphatiques sont présents. Les vaisseaux lymphatiques sont dilatés et tortueux. C'est l'indication d'une anastomose lymphoveineuse (© Corinne Becker).

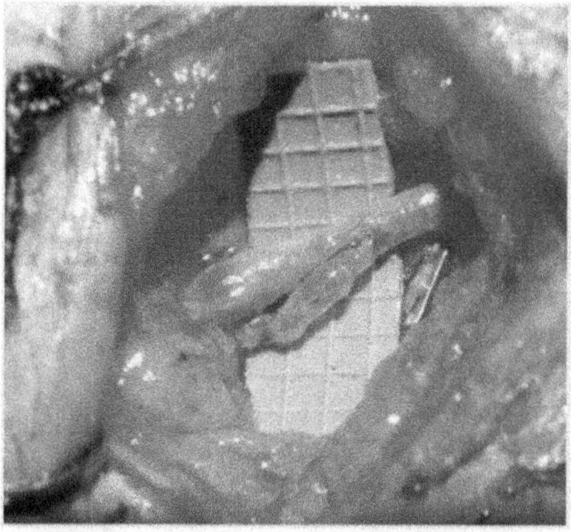

Anastomose lymphaticoveineuse termino-latérale (© Corinne Becker).

<u>Références bibliographiques</u> :

Ayestaray B. I., Bekara F. & Anreoletti J. B., « Micro-shaped lymphaticovenular anastomosis for head and neck lymphoedema : a preliminary study. », in *J. Plast. Reconstr. Aesthet. Surg.*, 2013 ; 66 : 201-6.

Chang D. W., « Lymphaticovenular bypass for lymphoedema management in breast cancer patients : a prospective study. », in *Plast. Reconstr. Surg.*, 2010 ; 126 : 752-8.

Jacobson J. H. & Suarez E. L., « Microvascular surgery. », in Dis Chest, 1962 ; 41 : 220-4.

Koshima I., Inagawa K., Urushibara et al., « Supermicrosurgical lymphaticovenular anastomosis for the treatment of lymphoedema in the upper extremities. », in *J. Reconstr. Microsurg.*, 2000 ; 16 : 437-42.

O'Brien B. M., Sykes P. J., Threlfall G. N. et coll., « Microlymphaticovenous anastomoses for obstructive lymphoedema. », in *Plast. Reconstr. Surg.*, 1977 ; 60 : 197-211.

Combinaison des techniques : excision tissulaire-liposuccion

Les combinaisons des techniques concernent principalement les transplants vascularisés de ganglions lymphatiques, les anastomoses lymphoveineuses, et la liposuccion, qui ont été étudiés précédemment. Il faut de même combiner excision tissulaire et liposuccion.

Seuls, les patients avec des canaux lymphatiques sont candidats à la reconstruction. Au contraire, les patients ayant un lymphœdème évolué sont de meilleurs candidats à l'excision tissulaire.

Le lymphœdème réfractaire au traitement non opératoire nécessite des interventions chirurgicales. Dans les pays industrialisés, le lymphœdème apparaît surtout dans les suites du traitement des cancers. L'incidence du lymphœdème est de 19 % chez les patientes qui subissent un curage lymphatique axillaire.

L'incidence est plus petite, de 4 à 10 %, après biopsie du ganglion sentinelle. Les tissus mous (graisseux) de la paroi abdominale inférieure fournissent un site donneur pour la reconstruction du sein. Le DIEP (*deep inferior epigastric perforator*) et les lambeaux *superficial inferior epigastric artery* (SIEA) sont les transplants les plus utilisés pour la reconstruction après chirurgie du sein pour cancer. Pour le traitement du lymphœdème post-mastectomie, la paroi abdominale inférieure peut être facilement combinée avec le lambeau ganglionnaire inguinal. Les vaisseaux lymphatiques et les ganglions de cette région n'ont pas de connexion avec le membre inférieur. Ils sont prélevés avec de la graisse riche en cytokine. Le lambeau de reconstruction mammaire est souvent basé sur les vaisseaux épigastriques inférieurs de la région inguinale. Le lambeau contient deux pédicules : l'artère épigastrique inférieure et la SCIA. Cependant, il existe des variations de l'anatomie vasculaire.

Le transfert ganglionnaire est combiné avec le lambeau abdominal inférieur. Toutes les patientes sont d'abord examinées par le cancérologue et doivent être considérées comme guéries du cancer. Les patientes sont informées sur l'importance de perdre du poids, de faire de l'exercice, une thérapie par compression et un drainage lymphatique. Le transplant combiné pour la reconstruction lymphatique et la reconstruction mammaire a été décrit par Corinne Becker.

Une intervention à deux équipes est recommandée l'une prélevant le lambeau abdominal et l'autre préparant les vaisseaux receveurs. L'artère thoracodorsale et les vaisseaux thoraciques internes sont habituellement utilisés. Les vaisseaux thoracodorsaux sont préférés. La résection des tissus cicatriciels est effectuée jusqu'à rencontrer les tissus normaux. Il existe souvent un tissu cicatriciel dense et sa résection améliore le flux veineux axillaire. La dissection débute avec la préparation des tissus lymphatiques du côté controlatéral. Le vert d'indocyanine permet de visualiser les vaisseaux et les ganglions lymphatiques dans le lambeau. L'incision de la peau est située plus bas que pour l'abdominoplastie. Les vaisseaux et ganglions drainant la paroi abdominale n'ont pas de connexion avec le membre inférieur : ils sont inclus dans le lambeau étendu de latéral à médial. La partie latérale du lambeau est rattachée au lambeau abdominal. La dissection est limitée au bord médial de l'artère fémorale pour prévenir tout dommage aux vaisseaux lymphatiques drainant le membre inférieur. Les vaisseaux SCIA et SIEA sont prélevés avec le lambeau. Le lambeau est prélevé avec le pédicule épigastrique inférieur. Le lambeau abdominal est localisé pour reconstruire le sein. Les chirurgiens préfèrent les vaisseaux thoracodorsaux comme vaisseaux récipiendaires.

Dès que les microanastomoses sont réalisées, la vascularisation du coin distal du lambeau est évaluée. Si la vascularisation est insuffisante, les vaisseaux SCIA sont utilisés. Le transplant lymphatique est placé dans la région axillaire pour couvrir les vaisseaux axillaires et le plexus. Parfois, le chirurgien préfère les vaisseaux thoraciques externes comme vaisseaux receveurs.

Le physiothérapeute conseille de mobiliser activement l'épaule. La compression est poursuivie pendant six mois après la chirurgie. En effet, la croissance lymphatique prend six mois après l'intervention. En fait, les vaisseaux lymphatiques formés sont matures après six mois et les patientes nécessitent une compression pendant plusieurs années.

Le lymphœdème réfractaire au traitement non opératoire nécessite des interventions chirurgicales. Dans les pays industrialisés, le lymphœdème apparaît surtout dans les suites du traitement des cancers.

Le transfert ganglionnaire est combiné avec le lambeau abdominal inférieur. Le physiothérapeute conseille de mobiliser activement l'épaule. La compression est poursuivie cependant six mois après la chirurgie. La croissance lymphatique prend six mois après l'intervention. En fait, les vaisseaux lymphatiques formés sont matures après six mois et les patientes nécessitent une compression pendant plusieurs années.

Références bibliographiques :

Becker C., Assouad J., Riquet M. et coll., « Postmatectomy lymphoedema. Long term results following microsurgical lymph node transplantation. », in *Ann. Surg.*, 2006 ; 24 : 313-5.

Saaristo A. M., Niemi T. S., Vitanem T. P. et coll., « Microvascular breast reconstruction and lymph node transfer for postmastectomy lymph oedema patients. », in Ann. Surg., 2012 ; 255 : 468-73.

Résultats des techniques : notre expérience

Le lymphœdème est une des pathologies la moins connue et la plus sous-estimée dans le monde. En Occident, le traitement du cancer est la première cause du lymphœdème secondaire. C'est une complication importante et lourde pour les patients. La dissection des ganglions lymphatiques et la radiothérapie de la région inguinale exposent les patients sous traitement oncologique des membres inférieurs ou des structures pelviennes à des risques de développer un lymphœdème des membres inférieurs comme chez les patientes atteintes d'un cancer du sein.

Des efforts importants ont été faits par la communauté des microchirurgiens pour réaliser une meilleure approche dans la reconstruction du système lymphatique. Plusieurs techniques ont été proposées et ont montré des résultats inconstants. Les anastomoses lymphaticoveineuses, les greffes de tissus lymphatiques et la transplantation de ganglions lymphatiques ont été classées comme procédés physiologiques pour augmenter la capacité du système lymphatique. Les transplantations autologues de ganglions lymphatiques ont été proposées et réalisées depuis 20 ans. Il est indispensable d'évaluer les complications postopératoires et le volume du membre après transplantation autologue de ganglions lymphatiques. Nous présentons une analyse rétrospective d'une série de patients souffrant de lymphœdème secondaire traité par transplantation de ganglions lymphatiques. Trente-huit malades porteurs d'un lymphœdème secondaire ont été étudiés. L'inclusion, pour comparaisons ultérieures, a été soumise à un registre de mesures préopératoires et postopératoires. Les dossiers incomplets ont été exclus de l'étude. Chacun de ces patients a reçu au moins une transplantation de ganglions autologues par le même chirurgien, en l'occurrence Corinne Becker, entre 1990 et 2012. Les faits relatifs au lymphœdème ont été les suivants : diagnostic, histoire et traitement chirurgical. La majorité des patients traités sont des femmes (34 sur 38 patients). L'âge moyen est 52,1 +/- 12,4 ans, la plus jeune ayant 13 ans et la plus âgée, 74 ans. Trente-cinq patients ont un lymphœdème unilatéral tandis que trois patientes ont les deux membres affectés. Ceci représente un total de 41 membres traités. Le lymphœdème est apparu avec un intervalle variable après la première intervention, allant de quelques jours à cinq ans. Les patients souffraient du lymphœdème depuis 9,1 +/- 7,3 ans au moment de la transplantation de ganglions. Ils étaient résistants à la physiothérapie et ils ont eu des cycles multiples de traitements complexes à thérapies décongestives. Ils ont continué à utiliser la compression par bandages. Pour trois patients, la cause du lymphœdème n'est pas rapportée. Vingt-deux patientes ont eu un lymphœdème secondaire à une hystérectomie pour cancer de l'utérus. Chez trois patients, le lymphœdème est apparu après résection de mélanome de la jambe ; chez 4 patients, après le traitement d'un lymphome ; un patient avait un cancer du testicule traité.

Ces 30 patients ont bénéficié, comme traitement, d'une dissection des ganglions inguinaux et 27 d'entre eux ont eu une radiothérapie complémentaire. Les 5 autres patients avec lymphœdème secondaire de la jambe ont subi soit une chirurgie cosmétique du membre après perte de poids massive (3 patients), soit une résection de lipome de la région inguinale (1 cas), soit une saphénectomie (1 cas). Pour cette dernière patiente, l'étude n'apporte pas suffisamment d'éléments pour clarifier le fait si la saphénectomie a été la cause du lymphœdème secondaire ou s'il s'agissait d'un lymphœdème congénital aggravé par la procédure. Quinze de ces patients ont eu des épisodes d'infection au niveau du membre malade. Ils ont nécessité un traitement médical avec une antibiothérapie.

Deux d'entre eux ont présenté 2 à 4 épisodes infectieux par an. Deux autres patients ont souffert d'un épisode infectieux plus de 4 fois par an et ont reçu une prophylaxie antibiotique continue.

Dans tous les cas, les patients ont bénéficié d'une lympho-IRM.

Au cours des vingt dernières années, les techniques de transplant ganglionnaire ont évolué. Pour le lymphœdème de la jambe, la région thoracique latérale est le site donneur le plus utilisé (vaisseaux thoraciques externes). Un transplant vascularisé de tissu graisseux basé sur les petites branches des vaisseaux thoracodorsaux ou les vaisseaux thoraciques externes est prélevé. La dissection est limitée en haut en évitant la région axillaire et distalement par le champ inframammaire. Le transplant inclut un groupe de ganglions localisés sous la pointe du muscle pectoral (niveau I pour les chirurgiens du cancer du sein) au-dessus de l'angle latéral du muscle latissimus dorsi. Ces lambeaux ont été prélevés avec une palette de peau sous l'angle du muscle pectoral. Nous n'incluons pas une palette de peau pour la surveillance du transplant puisque cela gêne le positionnement du lambeau, mais pour fermer les plaies sans tension. Par ailleurs, les risques et le coût d'une réintervention l'emportent sur les chances de sauver ces lambeaux qui ont un petit pédicule court.

La fibrose des interventions précédentes est réséquée et le lambeau prélevé est vascularisé au meilleur endroit où le pédicule trouve les vaisseaux receveurs. Le lambeau est placé dans la région inguinale pour le lymphœdème des membres inférieurs près du fascia superficiel, dans l'attente de recevoir le système lymphatique superficiel et profond. Un physiothérapeute spécialisé réalise une thérapie décongestionnante en postopératoire. Les mensurations du membre inférieur sont prises dans la période postopératoire et lors des consultations de suivi à six différents niveaux : cheville, cheville + 10 cm, genou - 10 cm, genou, genou + 10 cm et genou à + 20 cm.

En utilisant la formule du volume, nous pouvons estimer celui-ci au niveau des différentes parties du membre. Ces estimations sont analysées pour évaluer l'amélioration du lymphœdème après traitement chirurgical. Chez les patients ayant un lymphœdème unilatéral, les mensurations du membre malade permettent la comparaison avec le membre sain et déterminent le pourcentage d'excès de volume du membre affecté.

Seuls, les faits concernant le premier transfert de ganglions sont pris en considération pour l'analyse. Lorsque le patient est soumis à une deuxième intervention, le suivi est terminé et les faits ultérieurs sur les mensurations sont reconsidérés. La réduction de volume entre les périodes préopératoire et postopératoire est calculée par la formule :

REV = preoperat PEV - postoperative PEV/preoperative PEV.

Fréquences et proportions sont utilisées pour résumer les variables. Nous utilisons un test Wilcoxon et le test de portée pour comparer les volumes pré et postopératoires du membre malade et du membre sain. Moyennes, déviation standard, médians et test moyen sont utilisés pour résumer les variables continues.

Les fréquences et les proportions sont utilisées pour résumer les variables continues. Les fréquences et les proportions sont utilisées pour résumer les variables catégorielles. Un test Wilcoxon-Mann Whitney est utilisé pour déterminer si une amélioration quantitative (REV) est associée avec la sévérité de la maladie ou le temps de rémission du lymphœdème. Tous les tests sont comparés et seules les valeurs de P inférieures à 0,05 sont considérées comme significatives. Les analyses sont réalisées avec les statistiques Stata 13,1 stowate (Stata Corp, TX). Nous avons utilisé un test Wilcoxon pour comparer les volumes préopératoires et postopératoires des membres sains et des membres affectés séparément.

Cinquante-deux transplants de ganglions lymphatiques ont été réalisés sur 41 jambes. Onze patients ayant un lymphœdème unilatéral ont reçu deux lambeaux consécutifs à différents niveaux de la jambe. Sur 27 patients, 30 jambes (3 bilatérales) ont reçu un simple transfert ganglionnaire. Quinze des 38 patients (39,5 %) ont bénéficié d'une liposuccion supplémentaire réalisée pour réséquer les tissus graisseux en excès. Quatre d'entre eux se présentent avec des replis qui sont réséqués au moment de la chirurgie. Trente-neuf (75 %) de ces lambeaux sont transférés de la région thoracique externe (vaisseaux thoraciques externes).

Pour 10 jambes (19,2 %), ils sont prélevés du côté inguinal controlatéral et, dans 3 cas (5,8 %), un lambeau a été prélevé au niveau du cou. Onze patients (28,9 %) ont présenté la complication mineure d'un petit volume de sérome ou d'hématome du côté donneur ou du côté receveur. Ils ont été traités de façon conservative ou drainés par ponction locale.

Un patient avec un lymphœdème sévère du membre inférieur gauche a développé une déhiscence cutanée à la cheville qui a nécessité une greffe de peau. Il n'y a pas eu de complication majeure dans cette série. Sur les 41 jambes opérées, on peut suivre l'évolution du volume après un simple transplant de ganglions sur 23 jambes de 20 patients. Dix-huit jambes ont bénéficié d'une intervention complémentaire durant la même intervention. Cela pourrait influencer les modifications de volume (liposuccion ou résection des replis cutanés).

Lorsque les patients ont reçu un deuxième transplant ou une autre intervention qui peut influencer les modifications de volume (après liposuccion), l'analyse du suivi est modifiée.

Huit de ces jambes (3 bilatérales et 2 unilatérales) sans mesure du membre controlatéral pourraient seulement être comparées avec elles-mêmes. Une réduction moyenne de 7,1 +/- 8,6 % (412,5 +/- 320 ml) dans la totalité du volume de la jambe a été observée.

Trois jambes de deux patients avec un sévère lymphœdème n'ont présenté aucune réduction de volume après l'intervention. Les 5 autres jambes ont présenté une réduction de 12,8 % (760 +/- 195 ml). Le suivi moyen de ce groupe a été de 48,6 +/- 28,7 mois.

Il y a eu 15 jambes traitées pour lesquelles la mesure du volume peut être comparée avec les jambes controlatérales. Les patients de ce groupe ont reçu un seul transplant ganglionnaire et ont été suivis avec une moyenne de temps de 12,7 +/- 10,7 mois (3-36 mois). Ces patients présentent un PEV moyen préopératoire de 42,7 +/- 24,9 %. Une réduction moyenne de 46,3 +/- 34,5 % de volume en excès des membres affectés est observée. Elle est comparée avec les membres controlatéraux sains. Deux patients ont guéri complètement et ont des volumes de leur membre inférieur affecté, identiques à ceux de leur membre controlatéral sain. Le REV de ces patients est considéré à 100 % en dépit de changement de volume plus large. Il y a une différence statistiquement significative entre la distribution pré et postopératoire des volumes des membres affectés (p. inf. 0,002). La même différence n'est pas observée pour les jambes saines (p = 0,45). La durée du lymphœdème, le volume total du membre affecté et le PEV préopératoire sont comparés entre les patients qui présentent un REV inférieur à 30 % (mauvais résultat) et ceux avec une amélioration supérieure à 30 % (bons résultats).

Dans cette étude rétrospective, nous observons avec « évidence » que les patients souffrant de lymphœdème secondaire de jambe peuvent bénéficier de transplantation de ganglions lymphatiques.

Les patients ayant des anomalies moins sévères ont les meilleurs résultats. Les échantillons représentent la population démographique consultant pour un lymphœdème secondaire des membres inférieurs dans la pratique d'un chirurgien du lymphœdème. L'intervention oncologique de l'aine pour cancer pelvien est la cause la plus importante de lymphœdème secondaire du membre inférieur. Ceci est cohérent avec la résection plus profonde et large des ganglions lymphatiques réalisés chez ces patients. D'autres néoplasmes sont moins fréquemment intéressés pour cette complication.

Quelques patients présentent un lymphœdème secondaire à des interventions de l'aine pour des raisons bénignes, spécialement après intervention de la cuisse (saphénectomie). La perte de poids massive est probablement une complication très rare. Nous sommes incapables de trouver des publications dans la littérature de ces complications sévères. Dans ces séries, beaucoup de patients auraient dû vivre avec le lymphœdème.

Références bibliographiques :

Battista B., Germain M. A., Faria J. C. & Becker C., « Lymph node flap transfer for patients with secondary lower limb lymphedema.Microsurgery. », Doi 10.1002 : MICR.

Becker C. « Transfer of free lymhatic flaps. Microsurgery and anatomical study. », in *J. Mal. Vasc.*, 1988 ; 13 : 119-122.

Rotenbergh L., Guigui J., Lenczer G., Bèges C. et coll., « Surveillance des femmes qui ont eu un cancer du sein jeunes. », in *La Lettre du Sénologue*, 2014 ; 36 : 30-35.

Régénération vasculaire

Le traitement chirurgical et microchirurgical du lymphœdème fait des progrès rapides. La régénération tissulaire et vasculaire est devenue une priorité.

Les connaissances évoluent dans cette spécialité grâce à l'anatomie, la recherche, le diagnostic avec en particulier la lympho-IRM et le vert d'indocyanine. De plus, la connaissance de la circulation du liquide lymphatique a progressé. Les principes de la chirurgie du lymphœdème peuvent être classés en deux groupes :

- Les méthodes non physiologiques incluent la liposuccion et la résection tissulaire ;
- Les méthodes physiologiques comprennent les transplants de ganglions lymphatiques vascularisés autologues et les anastomoses lymphatico-veineuses.

Les progrès de la lymphologie continuent à améliorer les succès chirurgicaux. Le but de la chirurgie lymphatique est l'amélioration fonctionnelle et la qualité de vie des patients.

Malgré le développement des techniques endovasculaires, l'implantation de substituts vasculaires reste nécessaire. Le remplacement vasculaire est réalisé de manière autologue, en employant un segment vasculaire prélevé chez le patient. 90 % de réussite sont enregistrés avec les greffons autologues grâce à la surface luminale endothélialisée. Actuellement, les techniques de remplacement vasculaire par des prothèses synthétiques composées de polytétrafluoroéthylène expansé sont utilisées pour le remplacement de vaisseaux de gros diamètre. Toutefois, ces prothèses ne conviennent pas pour le remplacement de vaisseaux de petits calibres qui ont une faible compliance et une absence d'endothélialisation de la surface luminale conduisant à la thrombose. Les recherches en ingénierie tissulaire vasculaire ont pour but le développement de prothèses comme matrice tridimensionnelle susceptibles d'être cellularisées avant d'être implantées chez le patient. Cette approche nécessite de développer de nouveaux biomatériaux adaptés à la réalisation de substituts de vaisseaux. Dans de nombreuses études, un système de culture cellulaire sous flux pulsatile est également associé. Ce système de culture est de pouvoir recréer un environnement mécanique biométrique proche des conditions hémodynamiques de vaisseau de moyen calibre. On trouve ainsi des prothèses préexistantes cellularisées, des constructions basées sur des gels de constituants naturels comme le collagène, des matrices polymères biodégradables, ou des feuillets cellulaires autoassemblés en l'absence de support synthétique. Les travaux de N. Lheureux (Société cytograft tissue enginering aux États-Unis) ont permis de montrer la faisabilité de cette approche jusqu'à son application chez l'homme. Dans cette nouvelle technique de fabrication de vaisseaux biologiques, les cellules du patient, fibroblastes cutanés prélevés par biopsie, cultivés au préalable, sont roulées pour prendre la forme tubulaire d'un vaisseau hydrogel. Des cellules endothéliales prélevées sur une veine superficielle du même patient sont introduites dans cette prothèse où elles en constituent la paroi interne pour le contrôle des propriétés anti-thrombotiques. Comme il s'agit d'un tissu autologue, tout risque de rejet est ainsi évité. Des vaisseaux sanguins humains reconstruits par cette méthode ont été implantés avec succès comme fistules artérioveineuses chez des patients en dialyse. Cependant, il s'agit d'un procédé qui comprend de nombreuses étapes, nécessitant plusieurs mois de réalisation avec un coût élevé. Des essais sont donc en cours avec des systèmes à partir de cellules provenant de banques cellulaires.

Une autre stratégie consiste à proposer un support temporaire permettant : la régénération et le remodelage du vaisseau par l'organisme, voire la croissance des assemblages biomatériaux/cellules, préparés in vitro préalablement à l'implantation, notamment pour les applications en chirurgie cardiaque pédiatrique. Les travaux de Shinaka et coll. illustrent cette possibilité en utilisant l'association de supports résorbables à des cellules autologues de moelle osseuse.

On peut également y adjoindre les techniques de tissus décellularisés ou de matrices modifiées pour capter des cellules endogènes afin de permettre la recanalisation de l'échafaudage.

Lors de la phase d'application in vivo, les contraintes seront majeures, car, après avoir pu insérer le tube vasculaire (sutures, colles, etc.), il est en effet nécessaire à la fois d'assurer la fonction de transport du sang et de favoriser la colonisation tout en conservant les propriétés mécaniques. Idéalement, le constituant initial du support doit se dégrader, et ceci sans conséquence défavorable pour les tissus comme par exemple une inflammation excessive. Donc, il faut choisir des polymères biocompatibles qui ne sont pas thrombogènes. Certains des biomatériaux vasculaires sont donc conçus à partir de polymères biodégradables de type polysaccharidiques (dextrane, pullulane, héparine, chitosane) et préparés sans solvant organique. Ils peuvent prendre la forme de tubes de petits diamètres. Le chitosane est ainsi largement utilisé comme hydrogel dans le domaine biomédical pour sa biorésorbabilité, sa biocompatibilité et son pouvoir bactériostatique. Les paramètres comme la masse molaire, la concentration en polymère, le degré d'acétylation, le processus de gélification dans la préparation des différents hydrogels à base de chitosane, conduisent à des réponses biologiques différentes. Les hydrogels physiques préparés à partir de chitosane hautement acétylé sont en effet dégradés rapidement in vivo et ne conviennent pas à la culture in vitro de cellules souches mésenchymateuses humaines ou de cellules endothéliales dérivées de leurs progéniteurs circulants.

En revanche, pour une même concentration, un chitosane présentant un degré d'acétylation bas (5 %) conduit à un matériau plus élastique et à une meilleure adhérence des cellules endothéliales à sa surface. Des essais sont en cours chez la brebis pour évaluer ces prothèses vasculaires. Les prothèses vasculaires de 2 mm à base de pullulane/dextrane montrent chez le petit animal un taux élevé (75 %) de greffons fonctionnels à deux mois. La nature des matériaux polysacharidiques et l'absence de solvants organiques lors de la préparation semblent garantir une bonne tolérance de l'ensemble. Ces biomatériaux présentent de plus la capacité de colonisation cellulaire. Des polymères à base d'acide polyvinylique ont également été préparés sous forme tubulaire. Ils possèdent des propriétés mécaniques adaptées pour l'implantation et une suturabilité qui permet facilement leur implantation. L'ajout de gélatine dans la préparation a permis une meilleure adhérence cellulaire compatible avec une endothélialisation in situ des implants. Les recherches sont en cours pour savoir si ces petits vaisseaux de synthèse pourraient être utilisés chez l'homme d'ici quelques années. Ainsi, l'ingénierie tissulaire semble vouée à un fort développement. Des recherches sur de nombreux organes sont en cours. Il s'agit cependant d'une discipline qui est très récente et qui doit faire la démonstration de son intérêt chez l'homme lorsque le choix du support et l'exploitation du matériel cellulaire auront été maîtrisés. La traduction clinique et la commercialisation sont évidemment plus accessibles pour les produits les plus simples.

Même s'ils présentent un potentiel plus limité pour fournir des avancées thérapeutiques majeures, ils peuvent paradoxalement avoir un plus grand potentiel dans la génération d'un produit commercial et éventuellement une large diffusion chez les patients. Cependant, il pourrait être plus judicieux sauf d'un point de vue immédiat, financier, de trouver une solution complexe qui fonctionne et de la simplifier ultérieurement, plutôt que d'essayer de nombreuses solutions simples susceptibles d'échouer. La majorité des applications complexes pourraient nécessiter des solutions qui le sont également. Un long chemin reste à parcourir à la fois pour la recherche et pour le transfert vers des applications cliniques dans ce domaine récent.

Des études complémentaires concernant la morbidité et les indications incluant la transplantation de ganglions lymphatiques sont impérieuses. Les procédés combinés de microchirurgie lymphatique constituent une voie efficace pour offrir le maximum de bénéfice aux patients.

- Les anastomoses lymphoveineuses ont été décrites très tôt dans le traitement du lymphœdème et, récemment, en tête de la spécialité, il y a l'introduction des techniques de supermicrochirurgie par Isao Koshima, grâce à l'évaluation lymphodynamique et au vert d'indocyanine. Les procédés de chirurgie lymphatique ont été explorés et publiés par Sir Harold Gillies dans son excellent livre intitulé *Principles and Art of Plastic Surgery.*

- Le lambeau inguinal contenant des ganglions lymphatiques a été introduit comme stratégie dans le traitement du lymphœdème par Leo Clodius en 1982 et a été utilisé pour le lymphœdème par Corinne Becker en 2006. De plus, la sélection des patients pour le choix des traitements est réalisée avec l'expérience et la réflexion.

La Société de Lymphologie est établie à Zurich en 1966. Cette société précise le diagnostic, le traitement physique et le traitement médical du lymphœdème. L'enseignement médical est la prochaine étape. La sélection des patients continue à varier au niveau des institutions, chacune cherchant le « gold standard ».

La lymphangiogenèse est un chapitre essentiel de la lymphologie dont l'histologie a été peu comprise, mais les progrès sont immenses grâce à l'imagerie, la génétique et les études moléculaires. Les nouveaux traitements ont aidé les cliniciens à mieux comprendre la pathologie lymphatique. La capacité régénérative des lymphatiques est bien visible à partir de l'observation des plaies chroniques et des tissus transplantés.

Ainsi, Michel Merle a étudié le lymphœdème des membres transplantés : il régresse vers le 21e jour postopératoire et ceci assez brutalement. Les mécanismes de régénération lymphatique ont été étudiés chez la souris, le rat, le mouton, le porc et les primates non humains. Les facteurs de croissance vasculaire endothéliale sont les cytokines et certaines molécules qui ont été identifiées comme stimulateurs de croissance lymphatiques. Ils siègent dans les ganglions lymphatiques. Les colorations histologiques ont établi une identité comme poussant et stimulant les lymphatiques et ont établi une étude des mécanismes de la capacité régénérative des lymphatiques. L'application des transferts de ganglions lymphatiques suggère que les ganglions lymphatiques augmentent la capacité régénérative des vaisseaux lymphatiques, en raison de la prévision de l'endothélium à former du tissu nodal à proximité. D'autres études humaines pas spécialement liées aux transplantations de ganglions montrent que le drainage lymphatique qui se rétablit et la régénération suivent la transplantation des tissus. Le manque d'informations sur les transferts de ganglions lymphatiques contribue à des résultats variables, mais le concept du transfert de tissu humain sous la forme de transplantation de tissu vascularisé comme l'allotransplantation vascularisée ou la transplantation d'organes supporte le résultat de la lymphogenèse.

Références bibliographiques :

Becker C., « Les transferts lymphatiques. », in *Annales de chirurgie plastique esthétique*, Paris, 2001.

Cheng M.-H.. Chang D. W. & Patel K.M., *Lymphoedeme surgery.*, Elsevier (ed.). 2016.

Clodius L., Smith P. J., Bruna J. et coll., « The lymphatics of the groin flap. », in *Ann. Plast. Surg.*, 1982 ; 9 : 447-58.

Gordon K., Spiden S. L., Connel F. C. et al., « FLT4/ VEGFR3 and Milroy disease : novel mutations, a review of published variants and database up date. », in *Hum. Mutat.*, 2013 ; 34 : 23-31.

Letourneur D. & Bordenave L., « Ingénierie tissulaire. Une approche multidisciplinaire. », in *Médecine/sciences*, 2017 ; 33 : 46-51.

Mendola A., Sclögel M. J., Ghlamkarpour A. et al., « Mutations in the VEGFR3 signaling pathway explain 36 % of familial lymphedema. », in *Mol. Syndromol.*, 2013 ; 4 : 257-266.

Patel K. M. & Cheng M. H., « A prospective evaluation of lymphedema-specific quality of life outcomes following vascularized lymph node transfer. », in *Plast. Reconstr. Surg.*, 2014 ; 133 : 1008.

Rotenberg L., Guigui J., Lenczner G., Béges C. & Ouazan H., « Surveillance des femmes qui ont eu un cancer du sein jeunes. », in *La Lettre du Sénologue*, 2014 ; 63 : 30-35.

Lymphœdème et génétique

par les Prs A. Philippon & M. Germain

C'est l'avenir du lymphœdème chez les enfants qui est en cause. Le lymphœdème primaire est un symptôme ; il est génétiquement hétérogène. Plusieurs anomalies des gènes interviennent dans la lymphogenèse, retentissant sur le lymphœdème primaire. L'identification de davantage de gènes permettra d'avancer dans la connaissance de cette affection et aidera à adapter les interventions. Les patients présentant un lymphœdème inexpliqué ont souvent une génétique sous-jacente qui détermine l'anomalie. Le lymphœdème primaire est un signe de plusieurs entités. L'identification des anomalies moléculaires est d'un intérêt majeur. La lymphangiogenése décrit la croissance de nouveaux vaisseaux lymphatiques. Elle survient chez le fœtus et le système lymphatique se développe à ce moment. Toutefois, la lymphangiogenése peut aussi se développer après la naissance. Jusque récemment, le système lymphatique et sa pathologie étaient ignorés par la communauté médicale. Le lymphœdème peut être vu avec des anomalies vasculaires, des désordres de croissance, des anomalies cutanées incluant le syndrome Proteus. Ce désordre progressif est caractérisé par un envahissement segmentaire d'eau, du tissu conjonctif, de graisse et du système nerveux central. Des malformations lymphatiques et capillaires sont observées. Les manifestations du syndrome de Proteus peuvent ne pas être présentes à la naissance, mais peuvent se développer dans l'enfance. La plupart des individus avec le syndrome typique Proteus sont identifiés pour avoir une mutation dans AKT1, c49G naissant comme résultat du mosaïsme somatique. Les spécialistes pensent que les mutations AKT1, c49G seraient létales dans le développement embryonnaire. Le mécanisme exact n'est pas clair. Et AKT agit dans un trajet moléculaire qui inclut les gènes mTOR. La recherche sur la lymphangiogenése a identifié plusieurs molécules et de nombreux gènes dans le développement lymphatique. Elles sont connues pour causer différents phénotypes de lymphœdème chez l'homme et chez l'animal.

Le développement continu du système lymphatique survient par la naissance des principaux sacs lymphatiques. Ce processus est contrôlé par le VEGF *C* et son récepteur VEG R ; norépinephrinbé et notch sont aussi requis pour la régulation de la naissance du système lymphatique. Le lymphœdème primaire a un intérêt considéré comme limité jusqu'à ce que Connel et coll. publient leur article en 2010 sur la classification des lymphœdèmes.

Leur article montre l'importance d'étudier la portée du phénotype et comment il conduit à l'identification de gènes nouveaux. Une révision de la classification a été publiée en 2013. Elle souligne le spectre de désordres qui peuvent être présents dans le lymphœdème primaire et suggère le gène sous-jacent.

La classification est présentée sous la forme d'algorithme pour illustrer les cinq catégories principales de lymphœdème primaire et les sous-types de ces catégories.

Les catégories principales sont :

1- Les désordres associés avec le lymphœdème ;
2- le lymphœdème localisé ou généralisé associé avec des anomalies systémiques ;
3- Le lymphœdème associé avec une croissance perturbée et des anomalies de croissance ou des anomalies cutanées, vasculaires ;
4- Le lymphœdème congénital ;
5- Le lymphœdème primaire.

Il y a des exceptions à cette classification et cela a un intérêt clinique et dans la recherche. Une combinaison phénotypique avec l'analyse génétique et des séquences de nouvelles générations augmentent l'identification de nouveaux gènes qui causent le lymphœdème primaire. Plusieurs anomalies dans les gènes impliqués dans la lymphangiogenése ont été rapportées pour causer le lymphœdème primaire. Nous ne connaissons pas tous les mécanismes impliqués dans la lymphangiogenése, l'identification des mutations dans le VEGF-R, VEGF-C, CBEL, SOX 18 et

FOXC2 dans l'insuffisance lymphatique. Le lymphœdème primaire (LP) est un symptôme qui est génétiquement hétérogène. Dans ce chapitre, seuls les lymphœdèmes primaires sont traités, car ils sont en partie identifiés par des anomalies d'un ou plusieurs gènes (mutations) intervenant lors de la lymphangiogenèse.

La recherche bibliographique sur PubMed du 23 juin 2021 avec les termes suivants « primary lymphedema » totalise 15 900 publications, dont un peu plus de 8 000 entre 2010 et 2021. C'est dire l'importance de ce sujet médical et, en particulier, les efforts de recherche récents. Néanmoins, l'individualisation future de nouveaux gènes permettra d'avancer pour une meilleure connaissance de l'affection et aidera à mieux adapter les interventions ou traitements. Le LP est un signe de plusieurs entités, aussi l'identification des mutations au plan moléculaire est devenue d'un intérêt majeur et, en particulier, rendue beaucoup plus facile grâce au développement actuel des techniques de séquençage rapide. Ainsi, l'évolution du nombre de publications scientifiques est considérable au cours des trois dernières décennies en relation avec le développement des méthodes d'analyse dont la « Polymerase Chain Reaction », ou PCR, le séquençage, les approches analytiques avec BLAST et maintenant la constitution des banques de données dont certaines sont très spécialisées (https://pubmed.ncbi.nlm.nih.gov/, https://www.genecards.org/, https://www.orpha.net/, https://proteopedia.org/ et https://www.rcsb.org/). Si l'on doit choisir un site web, celui d'Orphanet (Maladies rares) sera privilégié étant libre d'accès, très riche en informations et facile de consultation. Il est ainsi possible à partir du nom de la maladie ou celui du gène, voire du code ORPHA d'accéder au (x) synonyme(s) de la maladie, à une fiche descriptive de celle-ci comportant divers renseignements génétiques, comme la localisation génétique, l'hérédité dominante ou récessive, la transmission autosomale ou non, et enfin divers renseignements complémentaires comme les centres spécialisés. La facette recherche est comblée avec le site UniProtKB qui précise toutes les caractéristiques connues sur le plan génétique comme la position des mutations, sur le plan protéique comme la structure tridimensionnelle du facteur étudié et sa fonction avec les références bibliographiques, si cela s'avère nécessaire (https://www.uniprot.org).

Au final, cette importante évolution bibliographique sur le plan génétique (de plus de 15 fois en trois décennies) est particulièrement illustrée par l'individualisation des mutation(s) de plusieurs gènes permettant une meilleure approche diagnostique.

La lymphangiogenése décrit le développement des vaisseaux lymphatiques qui survient essentiellement chez le fœtus. Néanmoins, celle-ci peut encore se développer après la naissance, ainsi chez l'adulte lors d'inflammation ou de cancer (lymphœdème secondaire). Jusqu'à récemment, le système lymphatique et sa pathologie étaient ignorés par la communauté médicale. Si cette affection chronique affecte plusieurs millions d'individus dans le monde, le LP est rare avec l'individualisation possible de mutation(s) chez un tiers des patients, la majorité d'entre elles étant en relation avec le facteur de croissance de l'endothélium vasculaire (facteurs VEGFR3/FLT4 et VEGFC) (17, 44). La recherche sur la lymphangiogenèse a identifié actuellement une quinzaine de protéines ainsi que les gènes correspondants. La découverte de certains mutants ou variants a confirmé leurs relations avec différents phénotypes de lymphœdème chez l'homme et plus rarement chez l'animal, comme la souris et le poisson-zèbre (46, 70). Cependant, ces avancées représentent le sommet de l'iceberg, car il reste encore beaucoup à apprendre dans la lymphangiogenèse.

La recherche à ce propos a identifié plusieurs molécules et de nombreux gènes dans le développement lymphatique. Les anomalies de plusieurs de ces gènes interviennent dans le développement des lymphatiques. Elles sont connues pour causer différents phénotypes de lymphœdème chez l'homme et chez l'animal.

Les premiers sacs lymphatiques se développent chez l'embryon à l'âge de 6 à 7 semaines de la gestation, un mois après le développement du système sanguin. Le « *lymphatic vessel endothelial hyaluronan receptor (LYVE1)* » est le premier marqueur cellulaire indiquant sa compétence. Les recherches ont démontré que la sous-population de cellules endothéliales, cellules qui proviennent des veines périphériques se différencient en cellules endothéliales lymphatiques (LECs).

Le « lymphatic vessel endothelial hyaluronan receptor (LYVE 1) » est le premier connu, indiquant que LEC Competence est acquis. Le LECs forme les structures lymphatiques primitives. La différenciation des LECs venant des cellules endothéliales est contrôlée par les facteurs de transcription : Prox1, Sox18 et COUPTFII. L'embryologie montre que les LECs se connectent entre eux par des adhérences et créent les structures lymphatiques primitives, les sacs lymphatiques. Les études récentes ont identifié que les facteurs de croissance vasculaire C (VEGF-C) et le calcium régulent l'origine. Les facteurs de croissance D (VEGF-C et VEGF-D) activent les récepteurs VEGFé ET VEGF.

Les vaisseaux lymphatiques primitifs demandent à devenir un réseau vasculaire fonctionnel. Le remodelage survient tardivement dans le développement embryonnaire, et la période postnatale précoce. Cela conduit à la formation de valves dans les capillaires lymphatiques, l'établissement de vaisseaux collecteurs par l'intermédiaire de cellules musculaires et le développement de valves intraluminales. Les valves primaires entre les LECs des capillaires lymphatiques pour créer des jonctions intercellulaires facilitent l'entrée de la lymphe interstitielle dans les vaisseaux lymphatiques initiaux. Les mécanismes moléculaires contrôlant ce processus sont mal connus, mais l'endothelial vascular (VE)-cadherin est probablement la jonction. Les valves intraluminales dans le développement des vaisseaux collecteurs sont formées par l'expression de Prox1et FoxC2. Les spécialistes suggèrent que les forces mécaniques résultant du flux lymphatique peuvent jouer un rôle en situant le siège des valves. Les cellules endothéliales formant les valves s'arrangent elles-mêmes dans la paroi des vaisseaux pour former une crête transverse qui développe des valves matures. FOXC2 est un régulateur significatif de la formation des valves lymphatiques. La déficience FOXC2 chez l'humain donne une dysplasie des valves des vaisseaux lymphatiques. Cependant, d'autres régulateurs sont impliqués dans le développement des valves lymphatiques comme NFATC1, calcineurin, Ephrin-B2, Ang2, Connexion, et Integrin alpha9/ fibronectin-EIIIA. Les précollecteurs lymphatiques et les vaisseaux lymphatiques collecteurs sont ouverts par SMCs, sauf dans le siège des valves pour assister à la propulsion proximale de la lymphe. Le nombre des SMCs augmente progressivement le long des troncs vasculaires lymphatiques.

Mendola a étudié 78 patients pour des mutations dans les gènes de lymphœdème primaire et détecté des mutations dans 36 % des cas. Cela confirme l'hypothèse que d'autres gènes pour le lymphœdème primaire ont été identifiés. Les lymphœdèmes primaires ont certainement plusieurs causes génétiques. Les anomalies dans le gène qui encode VEGFR3 sur le chromosome 5q35 causent la maladie Milroy. Les mutations dans VEGFR3 aussi connue comme FLT4 sont trouvées dans 70 % des patients avec le lymphœdème congénital. La dominance autosomique existe avec 85 % de pénétrance. Les mutations de novo peuvent survenir. Les études ont démontré que le mutant VEGFR3 montre une activité kinase. Actuellement, toutes les mutationsVEGFR-3 sont survenues dans le domaine de la tyrosine kinase de l'absorption. Le mécanisme exact de la maladie n'est pas encore connu. L'investigation des patients avec lymphoscintigraphie suggère l'échec initial de l'absorption et démontre une image caractéristique d'aplasies fonctionnelles des vaisseaux lymphatiques. Chez l'homme, dans cette affection, les vaisseaux lymphatiques initiaux sont présents, mais incapables d'absorber le liquide interstitiel. D'autres informations sur le mécanisme exact de la maladie sont encore nécessaires.

La lymphoscintigraphie a rarement été réalisée dans ces cas. Cependant, Bellini et coll. ont démontré un drainage anormal aux membres supérieurs et inférieurs, et du canal thoracique chez un patient. Plusieurs sujets affectés ont une histoire familiale de lymphœdème qui est suggestive généralement du caractère autosomal récessif avec un fort risque de récidive. Les mutations CCBE1 sont présentes seulement chez 23 % des cas rapportés du syndrome de Hennekam, ce qui suggère une hétérogénéité génétique dans ce groupe. Ceci est confirmé par l'identification récente des mutations homozygotes ou hétérozygotes du gène de FAT4 chez 4 des 24 patients avec la mutation négative du syndrome de Hennekam. CCBE1 joue un rôle essentiel dans la lymphangiogenèse incluant les effets du VEGF-C et du récepteur correspondant. Ainsi, il est compréhensible que les mutations

CCBE1 entraînent des anomalies sévères de la fonction lymphatique.

Trois familles avec le syndrome hypotrichose-télangiectasie-lymphœdème résultant des mutations dans le gène SOX18 ont été décrites dans 20q13. Deux des familles sont consanguines avec des mutations homozygotes dans le gène SOX18 qui est localisé sur le 20Q13. Dans la troisième famille, les parents ne sont pas consanguins. L'enfant affecté et son frère (qui est mort in utero de fetalis hydrops) montrent une mutation hétérozygote qui n'est pas trouvée dans le génome DNA d'un parent et constitue des mutations de novo. Cette forme rare de lymphœdème primaire survient comme un résultat soit de mutation autosomale récessive ou dominant SOX18 impactant négativement le développement lymphatique. Le mécanisme exact de cette maladie n'est pas clair.

Le syndrome lymphœdème- distichiasis provient d'une manière autosomique dominante et survient comme un résultat des mutations du gène FOXC2 sur le chromosome 16q24. Les mutations peuvent être identifiées dans plus de 95 % des patients avec le syndrome lymphœdème des membres inférieurs-distichiasis (aberrants cils recourbés).

Plusieurs cas résultent de petites insertions. En raison du rôle de FOXC 2, il est évident que les mutations du gène FOXC2 donnent des signes d'anomalies et démontrent le reflux de lymphe dans les membres inférieurs. C'est un résultat d'anomalies des valves dans les lymphatiques hyperplasiques.

La lymphoscintigraphie des individus affectés de certains lymphœdèmes montre un reflux de la lymphe dans les membres inférieurs. De même, les valves veineuses anormales conduisent à un reflux veineux chez tous les patients avec les mutations FOXC2. Le lymphœdème peut être vu avec des anomalies vasculaires, des désordres de croissance, des anomalies cutanées incluant le syndrome Proteus. Ce désordre progressif est caractérisé par un envahissement segmentaire d'eau, du tissu conjonctif, de graisse et du système nerveux central. Les malformations lymphatiques et capillaires sont observées. Les manifestations du syndrome de Proteus peuvent ne pas être présentes à la naissance, mais peuvent se développer dans l'enfance. La plupart des individus avec le syndrome typique Proteus sont identifiés pour avoir une mutation dans AKT1, c49G naissant comme résultat du mosaïsme somatique. Les spécialistes pensent que les mutations AKT1, c49G seraient létales dans le développement embryonnaire.

Le mécanisme exact n'est pas clair. Et AKT agit dans un trajet moléculaire qui inclut les gènes mTOR. Un syndrome autosomal dominant associant microcéphalie, choriorétinopathie et lymphœdème congénital (maladie de Milroy clinique et explorée avec lymphoscintigraphie) survient comme le résultat des mutations du gène KIF11 ou du chromosome 10q24. La protéine KIF11 produit EG5 (une protéine kinesin motor), elle est impliquée dans la formation en fuseau de mitose, mais est connue pour être directement impliquée dans la lymphangiogenèse. Le mécanisme par lequel KIF11 / EG5 exercent leur influence sur le développement des lymphatiques demeure mystérieux.

Connell et coll. publient leur article en 2013 sur la classification des lymphœdèmes (19). La classification algorithmique de St George a été récemment réactualisée et présentée sous la forme d'algorithme pour illustrer les cinq catégories principales dans le LP et les sous-types dans ces catégories (21). Enfin, en France, le PNDS (Protocole National de Diagnostic et de Soins) vient d'actualiser diverses informations dont les gènes impliqués dans les lymphœdèmes isolés et syndromiques, et les principales maladies ou groupes de maladies (77) :

. Lymphœdème primaire avec atteinte systémique ou viscérale (ORPHA : 568044) (ADAMTS3, CCBE1, FAT4/, SOX18) ;

. Lymphœdème primaire congénital de Gordon (ORPHA : 56982) (VEGFC) ;

. Lymphœdème primaire congénital non héréditaire (ORPHA : 79450), voir maintenant la maladie de Milroy (FLT4/VEGFR3, FOXC2, GATA2, GJC2, KIF11, PTPN14, VEGFC) ;

. Lymphœdème primaire congénital sans atteinte systémique ou viscérale (ORPHA : 2416) (FLT4/VEGFR3, GJC2 KIF11, VEGFC) ;

. Lymphœdème primaire sans atteinte systémique ou viscérale (ORPHA : 568041) ;

. Lymphœdème primaire tardif associé à CELSR1 (ORPHA : 569816) ;

. Lymphœdème primaire tardif associé à GJC2 (ORPHA : 568051) ;

. Lymphœdème primaire tardif non héréditaire (ORPHA : 90185), déplacé dans la maladie de Meige-like ;

. Lymphœdème primaire tardif sans atteinte systémique ou viscérale (ORPHA : 289825) (FOXC2, GATA2, PTPN14).

Il y a des exceptions à cette classification. Cela a un intérêt clinique et pour la recherche. Une combinaison phénotypique associée à une analyse génétique va certainement permettre la découverte de nouveaux variants, voire de nouveaux gènes. Nous ne connaissons pas toutes les étapes et tous les mécanismes impliqués dans la lymphangiogenèse, et donc l'identification de toutes les mutations pour les principaux facteurs protéiques comme VEGFR3/FLT4, VEGFC, CCBE1, SOX18 et FOXC2 rapportés dans l'insuffisance lymphatique. Ainsi, Mendola et coll. n'ont rapporté chez 78 patients que 28 mutations, soit 36 % des cas. Cela confirme l'hypothèse que d'autres gènes doivent être recherchés. En conclusion, les lymphœdèmes primaires ont certainement plusieurs causes génétiques, d'où de nouvelles découvertes en perspective.

Les anomalies du gène encodant le facteur protéique VEGFR3, aussi connu comme FLT4, situé sur le chromosome 5q35, sont responsables de la maladie congénitale de Milroy ou Nonne-Milroy, ou lymphœdème héréditaire de type I, plutôt observée lors de la naissance et dans la petite enfance par un œdème des membres inférieurs, mais d'autres signes peuvent être associés (76). Les mutations dans VEGFR3/FLT4 ont été identifiées chez 70 % des patients présentant le lymphœdème congénital. La dominance autosomale existe avec 85 % de pénétrance. Comme le gène muté est dominant sur le gène sauvage, la maladie atteint aussi bien les filles que les garçons. Le rôle de VEGFR3/FLT4 dans la lymphangiogenèse a démontré que le mutant VGFR3/FLT4 montre une activité kinase modifiée. Actuellement, toutes les mutations (identification d'un variant hétérozygote dans FLT4/VEGFR3 par délétion, insertion, voire non-sens ou faux-sens) sont survenues dans le domaine de la tyrosine kinase, mais le mécanisme exact de la maladie n'est pas encore totalement connu (17, 33, 69). L'investigation des patients par lymphoscintigraphie suggère l'échec initial de l'absorption et démontre une image caractéristique d'aplasies fonctionnelles des vaisseaux lymphatiques. Chez l'homme, dans cette affection, les vaisseaux lymphatiques initiaux sont présents, mais incapables d'absorber le liquide interstitiel. D'autres informations sur le mécanisme exact de la maladie sont encore nécessaires. Le gène VEGFC situé sur le chromosome 4q34 est lié à VEGFR3 et contrôle l'évolution lymphatique pendant le développement embryonnaire. Certaines formes rares, appelées Milroy-like ou encore syndrome de Gordon qui partagent les mêmes caractéristiques que la maladie précédente, sont liées à des mutations du gène de VEGFC, un ligand récepteur tyrosine kinase du facteur VEGFR3 (http://databases.lovd.nl/shared/genes/VEGFC). Il peut s'agir d'une mutation ponctuelle avec l'apparition d'un codon non-sens, donc finalement une protéine tronquée ou raccourcie ayant une activité biologique nulle ou très diminuée (22, 57).

L'existence récente de modèles *in vivo* comme chez la souris ou mieux le poisson-zèbre qui est un vertébré très simple, au développement rapide, transparent avec un taux de fécondité élevé ainsi qu'une similitude génétique avec l'homme permet de mieux étudier le développement lymphatique embryonnaire en présence ou non d'inhibiteurs anti-kinases, par exemple VEGFR, MAPK ou encore PI3K, démontrant l'importance de certaines voies lors du développement du canal thoracique telle MAPK ou encore celui du facteur VEGFD dans l'angiogenèse et la lymphoangiogenèse (10, 25, 60). Les mutations CCBE1 sur le chromosome 18q21 ont été identifiées chez plusieurs patients atteints d'une dysplasie lymphatique autosomale récessive ou syndrome de Hennekam. Le phénotype composant le lymphœdème des quatre membres, les lymphangiectasies (dysplasie du système lymphatique des intestins, des poumons) à des degrés variables ont un faciès caractéristique (une face plate, un large pont nasal et un hypertélorisme) et des difficultés intellectuelles. D'autres anomalies cliniques associées incluent l'hypothyroïdisme, le glaucome, la perte de cheveux et des anomalies rénales. Dans les cas sévères, cela peut exister dans la période anténatale avec des anomalies cardiaques. La lymphoscintigraphie a rarement été réalisée dans ces cas. Cependant, Alders et coll., en 2013, a démontré un drainage anormal aux membres supérieurs et inférieurs, et du canal thoracique chez un patient. Plusieurs sujets affectés ont une histoire familiale de lymphœdème suggestive généralement du caractère autosomal récessif avec un fort risque de récidive (3). Outre les caractéristiques cliniques analysées chez plus de 160 patients atteints d'un lymphœdème sévère, Alders et coll. ont analysé plusieurs gènes dont celui codant pour CCBE1. Les mutations sur le gène CCBE1 sont présentes chez 40 % des cas cliniques avec le syndrome de Hennekam. Il est vrai, les plus atteints, suggérant la possible implication d'un ou de plusieurs autres gènes (23, 29, 55, 56). Les mutations par substitution d'un acide aminé (ponctuelle) sont localisées, soit au domaine du collagène (Gly271/317Arg ou G271/317R), soit au domaine EGF et en amont (Cyst47/67/102/174 Ser/Phe/Arg ou C47/67/102/174S), qui affectent probablement la structure tertiaire, et donc l'affinité ultérieure. Cette absence de mutation du gène CCBE1 chez des patients au phénotype syndrome de Hennekam a fait suspecter d'autres gènes intervenant dans la même voie de lymphangiogenèse. Ainsi, ont été récemment identifiés des mutants homozygotes chez VEGFR3/FAT4 chez ADAMTS3 qui code pour une métallopeptidase comportant des motifs thrombospondine. Comme CCBE1 joue un rôle essentiel dans la lymphangiogenèse incluant les effets du VEGFC et du récepteur correspondant VEGFR, il est compréhensible que les mutations CCBE1 entraînent des anomalies sévères de la fonction lymphatique. L'association de lymphœdème avec une chevelure peu fournie (hypotrichose) et une dilatation anormale des capillaires et des artérioles (télangiectasie) signe un syndrome rare en relation avec le gène muté SOX18 et une transmission autosomique dominante ou récessive (38, 54, 56, 74). Divers types de mutations ont été observés dont une ou deux substitutions d'acides aminés en relation avec une moindre affinité probable de ce facteur de transcription pour l'ADN, voire l'obtention d'un codon (dans un acide aminé, triplet de nucléotides désignés par les initiales des noms des trois bases respectives, dont l'ordre séquentiel constitue l'information qui commande et spécifie la synthèse cellulaire des acides aminés) non-sens ou même une duplication de plusieurs nucléotides. Deux modèles animaux ont été testés, l'un chez la souris et l'autre, chez le poisson-zèbre, qui permettent de mieux comprendre le processus de la lymphangiogenèse, mais aussi d'aborder de nouvelles approches thérapeutiques comme celle des inhibiteurs enzymatiques comme le propranolol, bêtabloquant sympatholytique (14, 45, 63). L'étude du motif protéique de l'alpha hélice 1 qui intervient pour l'affinité avec l'ADN chez lequel plusieurs mutations ont été identifiées, soit 90NAFMVWAKDERKRLAQQNP108 pour l'homme montre qu'il est similaire (> 98 %) chez 92 autres espèces.

Le syndrome lymphœdème-distichiasis (aberrants cils recourbés) se transmet d'une manière autosomique dominante et survient comme résultat de diverses mutations du gène FOXC2 (substitution, insertion, délétion) sur le chromosome 16q24 (57, 73). Elles peuvent être identifiées dans plus de 95 % des patients atteints. Il est évident que les mutations du gène FOXC2 sont liées aux signes d'anomalie, dont le reflux de lymphe dans les membres inférieurs. La lymphoscintigraphie des individus confirme bien un reflux de la lymphe dans les membres inférieurs, résultat de l'insuffisance des valves dans les lymphatiques hyperplasiques. De même, les valves veineuses anormales conduisent à un reflux veineux chez tous les patients lors de mutation FOXC2. La protéine FOXC2 de 501 acides aminés présente la particularité d'avoir été cristallisée ce qui permet de préciser son interaction avec l'ADN lié au motif protéique situé dans l'hélice H3 (106FPFYRENKQGWQNSIRHNLSL126) (15, 50). Or, justement, plusieurs mutations par substitution d'acide aminé ont été identifiées dans les positions 110, 116, 118, 121 ou encore 125 modifiant l'interaction, donc l'affinité pour l'ADN. FOXC2 est une protéine importante dans la transcription, donc pour l'expression du gène. D'ailleurs, l'analyse comparative de 93 séquences de mammifères montre peu de polymorphisme (> 99 % d'identité). Mais surtout, sa dérégulation est, de plus, observée dans certains cancers suscitant de nouvelles approches thérapeutiques, comme la recherche d'inhibiteurs protéiques.

Les mutations du gène GATA2, facteur de transcription sur le chromosome 3q21, associées à des syndromes myélodysplasiques et à des leucémies aiguës myéloïdes familiales sont héritées d'une manière autosomale dominante, mais avec un fort taux de nouvelles mutations (11, 21, 36). De nombreuses mutations germinales associées à des déficits en cellules NK *(Natural Killer)*, monocytes et à des prédispositions aux infections mycobactériennes (syndrome MonoMAC), à des neutropénies chroniques et à des lymphœdèmes (syndrome d'Emberger) ou somatiques qui augmentent avec l'âge. La protéine GATA2 est caractérisée par la présence de 2 domaines contigus à doigt de zinc. Les mutations ont été rapportées tout au long du gène avec une préférence pour le second doigt de zinc (mutations ponctuelles faux-sens localisées ou mutations non-sens en amont de ce domaine) ayant pour conséquence, une protéine tronquée ou une protéine de 480 acides aminés, mais avec une affinité modifiée pour l'ADN suite à la substitution d'un seul acide aminé. GATA2 est un facteur de transcription retrouvé très conservé (> 97 % d'identité) au sein de 96 espèces de mammifères. D'ailleurs, un modèle expérimental a été proposé chez la souris. Ce facteur est exprimé dans les cellules endothéliales lymphatiques, vasculaires et endothéliales. GATA2 est aussi impliqué dans la régulation de l'hématopoïèse, et les mutations ont été rapportées dans les formes d'immunodéficience, les syndromes myéloplastiques, et la leucémie myéloïde. Ceci explique l'association phénotypique du lymphœdème primaire, des sévères verrues cutanées et du syndrome myélodysplasique, et de la leucémie myéloïde. Cependant, l'association fréquente avec la surdité progressive est difficile à expliquer. Enfin, la survenue de certaines infections à mycobactéries atypiques ou virales (herpès ou papillomavirus), voire fongiques invasives, peut faire suspecter une telle pathologie. La prise en charge thérapeutique des patients porteurs de mutations GATA*2* est possible par allogreffe de moelle osseuse, y compris avec donneur non apparenté (21).

Le lymphœdème peut être observé avec des anomalies vasculaires, des désordres de croissance, ainsi que des anomalies cutanées incluant le syndrome Proteus ou Protée (9, 37). Ce désordre progressif est caractérisé par un envahissement segmentaire d'eau du tissu conjonctif et de graisse. Des malformations lymphatiques et capillaires sont observées. Les manifestations du syndrome de Protée peuvent ne pas être présentes à la naissance, mais peuvent se développer dans l'enfance, voire plus tard. La plupart des individus avec le syndrome typique Proteus sont identifiés pour avoir une mutation ponctuelle dans AKT1 dans 17G comme résultat du mosaïsme somatique (9). La protéine AKT1 de 480 acides aminés montre un faible polymorphisme au sein du règne animal (> 96 % d'identité). Les spécialistes pensent que les mutations AKT1, c49G seraient létales dans le développement embryonnaire. Le mécanisme exact n'est pas clair, mais l'existence d'un modèle expérimental permet d'espérer une meilleure compréhension à l'avenir (65, 69). En fait, AKT1, Sérine/Thréonine Kinase 1 agit lors d'un processus complexe incluant d'autres gènes comme PIK3CA et mTORC1 s'agissant de la voie de signalisation de la phosphatidylinositol-3-kinase et dont les mutations sont impliquées dans divers cancers (16, 59). Mais, PIK3CA muté est aussi lié à des malformations vasculaires, une croissance fibroadipeuse, ou encore des lésions cutanées pigmentaires et une méga-encéphalie.

Le lymphœdème est un trait connu de plusieurs syndromes. Dans ces conditions, le lymphœdème n'est pas le problème primaire, mais une caractéristique associée. Les causes génétiques de plusieurs de ces syndromes sont mieux connues. Un diagnostic moléculaire positif signifie que l'hérédité peut être impliquée. Dans cette éventualité, le diagnostic prénatal peut même être fait. Turner et Noonan sont les syndromes les plus fréquemment associés avec le lymphœdème.

. Le syndrome de Turner devrait toujours être considéré comme la principale cause chez les petites filles présentant un lymphœdème congénital des mains ou des pieds. Ce dernier survient comme le résultat d'une perte d'un chromosome X. Néanmoins, il n'est pas clair de savoir comment il affecte la lymphangiogenèse. Enfin, ce syndrome n'est observé que pour le sexe féminin et caractérisé par un nanisme avec un aspect infantile, une aplasie totale des ovaires et des malformations du thorax, du cou, un hypertélorisme, un épicanthus, des oreilles larges et basses, un micrognatisme, et du lymphœdème.

. Le syndrome de Noonan ressemble à celui de Turner par l'aspect du patient et sa débilité mentale. La microcéphalie et la choriorétinopathie, le lymphœdème congénital des membres inférieurs et un déficit intellectuel léger à modéré sont souvent associés (42). Il s'agit d'un syndrome autosomal dominant, conséquence d'une mutation du gène KIF11 sur le chromosome

10q24. Plusieurs types de mutations (non-sens, faux-sens) ont été identifiées : substitution d'acide aminé, délétion, insertion, avec diverses localisations (3, 42, 49). La tétraprotéine produite EG5 de type kinésine de 1056 acides aminés dont le rôle exact est encore non élucidé est impliquée dans la formation en fuseau lors de la mitose, mais est connue pour être directement impliquée dans la lymphangiogenèse (81). Le mécanisme par lequel EG5 exerce son influence sur le développement des lymphatiques demeure encore inconnu. Cependant, l'existence d'un modèle animal, chez la souris, qui peut être humanisée, laisse espérer une meilleure compréhension (80).

. Lymphœdème des membres inférieurs ou des quatre membres.

Les mutations par substitution d'acide aminé (non-sens, faux-sens) dans la protéine de jonction CX47 codée par le gène gamma 2 (GJC2) ont été impliquées dans le développement de lymphœdème des deux membres inférieurs ou des quatre membres (24, 55, 61, 75). L'âge varie considérablement, entre l'enfance jusqu'à la sixième décade. GJC2 encode la connectin-47 localisée sur le chromosome 1q42. Cependant, le rôle fonctionnel de CX47 dans la circulation de la lymphe n'est pas clair bien que récemment un rôle dans la contraction des vaisseaux lymphatiques ait été évoqué avec le modèle souris (13). Les signes lymphoscintigraphiques chez les individus affectés montrent des appareils lymphatiques qui apparaissent normaux, mais, quand la quantification est précisée, il y a une absorption significativement réduite des tissus par les lymphatiques périphériques des quatre membres.

Ainsi, on peut faire l'hypothèse que la fonction normale de GJC2 n'est pas nécessaire pour le développement des vaisseaux lymphatiques des quatre membres, mais elle pourrait être nécessaire pour maintenir la circulation lymphatique. Ce phénotype pourrait expliquer le nombre considérable de patients présentant à l'âge adulte, un lymphœdème sans cause évidente de leur présumé « lymphœdème secondaire », si ce n'est un cancer pulmonaire (26, 75).

Les cliniciens devraient toujours considérer une faiblesse génétique de lymphœdème primaire en l'absence de cause claire secondaire sous-tendue. Par exemple, si le patient présente un gonflement unilatéral du membre inférieur, et que la lymphoscintigraphie montre un drainage lymphatique diminué des deux membres inférieurs, alors la cause du lymphœdème est vraisemblablement une anomalie lymphatique primaire, plutôt qu'une cause externe secondaire.

. Le syndrome de Meige, également connu sous le nom de « syndrome de Brueghel » ou de « dystonie oro-faciale » combine deux formes distinctes de dystonie : un blépharospasme et une dystonie oromandibulaire (1, 51). Les causes restent inconnues bien que plusieurs régions chromosomiques aient été évoquées comme DYT6, DYT7, DYT13 situées sur les chromosomes 8, 18 et 1 respectivement.

De considérables progrès dans l'exploration génétique du LP ont été obtenus depuis deux décennies, en particulier grâce à diverses techniques de biologie moléculaire couplées à la bio-informatique et à la génomique. Ainsi, divers gènes ont été identifiés dans la pathogénie de ce lymphœdème dit LP. L'identification de ses causes génétiques permet souvent, en pratique, un diagnostic moléculaire. Les patients et leurs familles bénéficient de ce dernier parce que c'est au médecin de prédire le pronostic clinique et d'offrir un projet de vie aux membres de la famille. Cependant, seuls quelques phénotypes sont génétiquement bien identifiés tels VEGFR3/FLT4 et la maladie de Milroy, CCBE1 et le syndrome de Hennekam. Malheureusement, d'autres gènes impliqués dans d'autres formes de LP ne sont pas suffisamment connus actuellement dans la lymphangiogenèse. Par exemple, comment une mutation dans KIF11 cause une microcéphalie avec ou sans une chorio-rétinopathie, un lymphœdème et un handicap intellectuel ?

Il est certain que nous avons beaucoup à apprendre sur la lymphangiogenèse et sur les gènes qui la régulent. L'identification de nouveaux gènes pathogènes fera avancer notre connaissance de l'étiopathogénie des maladies lymphatiques, ce qui permettra le développement d'interventions thérapeutiques appropriées. Fort heureusement, le développement de modèles animaux comme chez la souris ou le poisson-zèbre devrait permettre d'explorer le rôle de nouveaux gènes ou de leurs protéines permettant alors la meilleure approche thérapeutique en envisageant, par exemple, des molécules régulatrices (4, 20, 47). De plus, l'analyse protéique s'est considérablement améliorée avec la cristallisation et la diffraction aux rayons X pour déterminer la structure tri-dimensionnelle d'une molécule et son fonctionnement exact. De plus, la mutagenèse dirigée permettra de confirmer l'importance réelle de chaque localisation ou position mutée. Enfin, la thérapie génique peut devenir une stratégie de traitement d'avenir dans cette pathologie tellement protéiforme.

Il est certain que nous avons beaucoup à apprendre sur la lymphangiogenése et sur les gènes qui la régulent. L'identification de gènes pathogènes fera avancer notre connaissance de l'étiopathogénie des maladies lymphatiques.

Ceci permettra le développement d'interventions thérapeutiques appropriées. Ainsi, la thérapie génique peut devenir une stratégie de traitement possible pour les patients ayant un lymphœdème primaire.

Références bibliographiques :

1. Albanese A., Asmus F., Bhatia K. P., Elia A. E., Elibol B., Filippini G. et al., « EFNS guidelines on diagnosis and treatment of primary dystonias. », in *Eur. J. Neurol.*, 2011 ; 18 : 5-18.
2. Alders M., Al-Gazali L., Cordeiro I., Dallapiccola B., Garavelli L., Tuysuz B. et al., « Hennekam syndrome can be caused by FAT4 mutations and be allelic to Van Maldergem syndrome. », in *Hum. Genet.*, 2014 ; 133 : 1161-7.
3. Alders M., Mendola A., Adès L., Al Gazali L., Bellini C., Dallapiccola B. et al., « Evaluation of clinical manifestations in patients with severe lymphedema with and without CCBE1 mutations. », in *Mol. Syndromol.*, 2013 ; 4 : 107-13.
4. Arruda G., Ariga S., de Lima T. M., Souza H. P., Andrade M., « A modified mouse-tail lymphedema model. », in *Lymphology*, 2020; 53(1) : 29-37.
5. Au A. C., Hernandez P. A., Lieber E., Nadroo A. M., Shen Y. M., Kelley K. A. et coll., « Protein tyrosine phosphatase PTPN14 is a regulator of lymphatic function and choanal

development in humans. », in *Am. J. Hum. Genet.*, 2010 ; 87 : 436-44.

6. Balboa-Beltran E., Fernández-Seara M. J., Pérez-Muñuzuri A., Lago R., García-Magán C., Couce M. L. et al., « A novel stop mutation in the vascular endothelial growth factor-C gene (VEGFC) results in Milroy-like disease. », in *J. Med. Genet.*, 2014 ; 51 : 475-8.
7. Bell R., Brice G., Child A. H., Murday V. A., Mansour S., Sandy C. J. et al., « Analysis of lymphoedema-distichiasis families for FOXC2 mutations reveals small insertions and deletions throughout the gene. », in *Hum. Genet.*, 2001 ; 108 : 546-51.
8. Betterman K. L., Sutton D. L., Secker G. A., Kazenwadel J., Oszmiana A., Lim L. et al., « Atypical cadherin FAT4 orchestrates lymphatic endothelial cell polarity in response to flow. », in *J. Clin. Invest.*, 2020 ; 130 : 3315-28.
9. Biesecker L. G., Sapp J. C., « Proteus Syndrome. », 2012 Aug. 9 [updated 2019 Jan 10]. In Adam M. P., Ardinger H. H., Pagon R. A., Wallace S. E., Bean L. J. H., Mirzaa G., Amemiya A., editors. Gene Reviews® [Internet]. Seattle (W. A.) : University of Washington, 1993-2021.
10. Bower N. I., Vogrin A. J., Le Guen L., Chen H., Stacker S. A., Achen M. G. et al., « Vegfd modulates both angiogenesis and lymphangiogenesis during zebrafish embryonic development. », in *Development*, 2017; 144 : 507-18.
11. Bresnick E. H., Jung M. M., Katsumura K. R., « Human GATA2 mutations and hematologic disease: how many paths to pathogenesis? », in *Blood Adv.*, 2020 ; 4:4584-92.
12. Brouillard P., Dupont L., Helaers R., Coulie R., Tiller G. E., Peeden J. et al., « Loss of ADAMTS3 activity causes Hennekam lymphangiectasia-lymphedema syndrome 3. », in *Hum. Mol. Genet.*, 2017 ; 26 : 4095-104.
13. Castorena-Gonzalez J. A., Zawieja S. D., Li M., Srinivasan R. S., Simon A. M., de Wit C. et al., « Mechanisms of connexin-related lymphedema. », in *Circ. Res.*, 2018 ; 123 : 964-85.
14. Cermenati S., Moleri S., Cimbro S., Corti P., Del Giacco L., Amodeo R. et al., « Sox18 and Sox7 play redundant roles in vascular development. », in *Blood*, 2008 ; 111 : 2657-66.

15. Chen X., Wei H., Li J., Liang X., Dai S., Jiang L. et coll.. « Structural basis for DNA recognition by FOXC2. », in *Nucleic Acids Res.*, 2019; 47 : 3752-64.
16. Cheung M., Testa J. R., « Diverse mechanisms of AKT pathway activation in human malignancy. », in *Curr. Cancer Drug Targets*, 2013 ; 13 : 234-44.
17. Connell F. C., Ostergaard P., Carver C., Brice G., Williams N., Mansour S. et al., « Analysis of the coding regions of VEGFR3 and VEGFC in Milroy disease and other primary lymphoedemas. », in *Hum. Genet.*, 2009 ; 124 : 625-31.
18. Connell F., Kalidas K., Ostergaard P., Brice G., Homfray T., Roberts L. et al., « Linkage and sequence analysis indicate that CCBE1 is mutated in recessively inherited generalised lymphatic dysplasia. », in *Hum. Genet.*, 2010 ; 127 : 231-41.
19. Connell F. C., Gordon K., Brice G., Keeley V., Jeffery S., Mortimer P. S. et al., « The classification and diagnostic algorithm for primary lymphatic dysplasia: an update from 2010 to include molecular findings. », in *Clin. Genet.*, 2013 ; 84 : 303-14.
20. Doh S. J., Yamakawa M., Santosa S. M., Montana M., Guo K., Sauer J. R. et al., « Fluorescent reporter transgenic mice for *in vivo* live imaging of angiogenesis and lymphangiogenesis. », in *Angiogenesis*, 2018; 21:677-98.
21. Donadieu J., Lamant M., Fieschi C., de Fontbrune F. S., Caye A., Ouachee M. et al., « Natural history of GATA2 deficiency in a survey of 79 French and Belgian patients. », in *Haematologica*, 2018; 103:1278-87.
22. Fastré E., Lanteigne L. E., Helaers R., Giacalone G., Revencu N., Dionyssiou D. et al., « Splice-site mutations in VEGFC cause loss of function and Nonne-Milroy-like primary lymphedema. », in *Clin. Genet.*, 2018 ; 94 : 179-81.
23. Fattorusso A., Pieri E. S., Dell'Isola G. B., Prontera P., Mencaroni E., Stangoni G. et al. « Intestinal lymphangiectasia in a 3-month-old girl : A case report of Hennekam syndrome caused by CCBE1 mutation. », in *Medicine* (Baltimore), 2020; 99 : e20995.
24. Ferrell R. E., Baty C. J., Kimak M. A., Karlsson J. M., Lawrence E. C., Franke-Snyder M. et coll., « GJC2 missense

mutations cause human lymphedema. », in *Am. J. Hum. Genet.*, 2010 ; 86 : 943-8.

25. Fevurly R. D., Hasso S., Fye A., Fishman S. J., Chan J. « Novel zebrafish model reveals a critical role for MAPK in lymphangiogenesis. », in *J. Pediatr. Surg.*, 2012 Jan. ; 47(1) : 177-82.
26. Finegold D. N., Baty C. J., Knickelbein K. Z., Perschke S., Noon S. E., Campbell D. et coll., « Connexin 47 mutations increase risk for secondary lymphedema following breast cancer treatment. », in *Clin. Cancer Res.*, 2012 ; 18 : 2382-90.
27. Finegold D. N., Kimak M. A., Lawrence E. C., Levinson K. L., Cherniske E. M., Pober B. et al., « Truncating mutations in FOXC2 cause multiple lymphedema syndromes. », in *Hum. Mol. Genet.*, 2001 ; 10 : 1185-9.
28. Finegold D. N., Schacht V., Kimak M. A., Lawrence E. C., Foeldi E., Karlsson J. M. et coll., « HGF and MET mutations in primary and secondary lymphedema. », in *Lymphat. Res. Biol.*, 2008 ; 6 : 65-8.
29. Frosk P., Chodirker B., Simard L., El-Matary W., Hanlon-Dearman A., Schwartzentruber J. et al., « A novel CCBE1 mutation leading to a mild form of hennekam syndrome: case report and review of the literature. », in *B. M. C. Med. Genet.*, 2015 ; 16 : 28.
30. Gordon K., Mortimer P. S., van Zanten M., Jeffery S., Ostergaard P., Mansour S., « The St George's classification algorithm of primary lymphatic anomalies. », in *Lymphat. Res. Biol.*, 2021 ; 19 : 25-30.
31. Gordon K., Varney R., Keeley V., Riches K., Jeffery S., Van Zanten M. et al., « Update and audit of the St George's classification algorithm of primary lymphatic anomalies : a clinical and molecular approach to diagnosis. », in *J. Med. Genet.*, 2020 ; 57 : 653-9.
32. Gordon K., Schulte D., Brice G., Simpson M. A., Roukens M. G., van Impel A. et al., « Mutation in vascular endothelial growth factor-C, a ligand for vascular endothelial growth factor receptor-3, is associated with autosomal dominant milroy-like primary lymphedema. », in *Circ. Res.*, 2013 ; 112 : 956-60.

33. Gordon K., Spiden S. L., Connell F. C., Brice G., Cottrell S., Short J. et al., « FLT4/VEGFR3 and Milroy disease: novel mutations, a review of published variants and database update. », in *Hum. Mutat.*, 2013. 34 : 23-31.
34. Güneş N., Taşdemir E., Jeffery H., Yetik H., Ostergaard P., Tüysüz B., « A novel mutation of KIF11 in a child with 22q11.2 deletion syndrome associated with MCLMR. », in *Mol. Syndromol.*, 2019 ; 9:266-270.
35. Hsu A. P., Sampaio E. P., Khan J., Calvo K. R., Lemieux J. E., Patel S. Y. et al., « Mutations in GATA2 are associated with the autosomal dominant and sporadic monocytopenia and mycobacterial infection (MonoMAC) syndrome. », in *Blood*, 2011. 118 : 2653-5.
36. Hsu A. P., McReynolds L. J., Holland S. M., « GATA2 deficiency. », in *Curr. Opin. Allergy Clin. Immunol.*, 2015 ; 15 : 104-9.
37. Iida M., Harari P. M., Wheeler D. L., Toulany M., « Targeting AKT/PKB to improve treatment outcomes for solid tumors. », in *Mutat. Res.*, 2020 ; 819-820:111690.
38. Irrthum A., Devriendt K., Chitayat D., Matthijs G., Glade C., Steijlen P. M. et al., « Mutations in the transcription factor gene SOX18 underlie recessive and dominant forms of hypotrichosis-lymphedema-telangiectasia. », in *Am. J. Hum. Genet.*, 2003. 72:1470-8.
39. Jackson C. C., Best L., Lorenzo L., Casanova J. L., Wacker J., Bertz S. et al., « A multiplex kindred with Hennekam Syndrome due to homozygosity for a CCBE1 mutation that does not prevent protein expression. », in *J. Clin. Immunol.*, 2016 ; 36 : 19-27.
40. Jha S. K., Rauniyar K., Karpanen T., Leppänen V. M., Brouillard P., Vikkula M. et al., « Efficient activation of the lymphangiogenic growth factor VEGF-C requires the C-terminal domain of VEGF-C and the N-terminal domain of CCBE1. », in *Sci. Rep.*, 2017 ; 7:4916.
41. Jones G. E., Mansour S., « An approach to familial lymphoedema. », in *Clin. Med.* (Lond.), 2017 ; 17 : 552-7.
42. Jones G. E., Ostergaard P., Moore A. T., Connell F. C., Williams D., Quarrell O. et coll., « Microcephaly with or without chorioretinopathy, lymphoedema, or mental

retardation (MCLMR): review of phenotype associated with KIF11 mutations. », in *Eur. J. Hum. Genet.*, 2014 ; 22 : 881-7.

43. Karkkainen M. J., Ferrell R. E., Lawrence E. C., Kimak M. A., Levinson K. L., McTigue M. A. et al., « Missense mutations interfere with VEGFR-3 signalling in primary lymphoedema. », in *Nat. Genet.*, 2000 ; 25 : 53-9.
44. Karkkainen M. J., Petrova T. V.. « Vascular endothelial growth factor receptors in the regulation of angiogenesis and lymphangiogenesis. », in *Oncogene*, 2000; 19 : 5598-605.
45. Kartopawiro J., Bower N. I., Karnezis T., Kazenwadel J., Betterman K. L., Lesieur E. et al., « Arap3 is dysregulated in a mouse model of hypotrichosis-lymphedema-telangiectasia and regulates lymphatic vascular development. », in *Hum. Mol. Genet.*, 2014 ; 23 : 1286-97.
46. Kim J. D., Jin S. W., « A tale of two models: mouse and zebrafish as complementary models for lymphatic studies. », in *Mol. Cells.*, 2014 ; 37 : 503-10.
47. Leppänen V. M., Brouillard P., Korhonen E. A., Sipilä T., Jha S. K., Revencu N. et al., « Characterization of ANGPT2 mutations associated with primary lymphedema. », in *Sci. Transl. Med.*, 2020 ; 12 : eaax8013.
48. Lepri F., De Luca A., Stella L., Rossi C., Baldassarre G., Pantaleoni F. *et al.*, « SOS1 mutations in Noonan synd rome: molecular spectrum, structural insights on pathogenic effects, and genotype-phenotype correlations. », in *Hum. Mutat.*, 2011 ; 32 : 760-72.
49. Li J. K., Fei P., Li Y., Huang Q. J., Zhang Q., Zhang X., Rao Y. Q., Li J., Zhao P., « Identification of novel KIF11 mutations in patients with familial exudative vitreoretinopathy and a phenotypic analysis. », in *Sci. Rep.*, 2016.
50. Li S., Pradhan L., Ashur S., Joshi A., Nam H. J., « Crystal structure of FOXC2 in complex with DNA target. », in *A. C. S. Omega*, 2019 ; 4 : 10906-1014.
51. Ma H., Qu J., Ye L., Shu Y., Qu Q., « Blepharospasm, oromandibular dystonia, and Meige syndrome: clinical and genetic update. », in *Front. Neurol.*, 2021 ; 12 : 630221.

52. Macmurdo C. F., Wooderchak-Donahue W., Bayrak-Toydemir P., Le J., Wallenstein M. B., Milla C., Teng J. M., Bernstein J. A., Stevenson D. A., « RASA1 somatic mutation and variable expressivity in capillary malformation/ arteriovenous malformation (CM/AVM) syndrome. », in *Am. J. Med. Genet.*, 2016 Jun ; 170(6):1450-4.
53. Melikhan-Revzin S., Kurolap A., Dagan E., Mory A., Gershoni-Baruch R., « A novel missense mutation in FLT4 causes autosomal recessive hereditary lymphedema. », in *Lymphat. Res. Biol.*, 2015 ; 13 : 107-11.
54. Mendola A., Schlögel M. J., Ghalamkarpour A., Irrthum A., Nguyen H. L., Fastré E. et al., « Mutations in the VEGFR3 signaling pathway explain 36% of familial lymphedema. », in *Mol. Syndromol.*, 2013 ; 4 : 257-66.
55. Michelini S., Vettori A., Maltese P. E., Cardone M., Bruson A., Fiorentino A. et al., « Genetic screening in a large cohort of italian patients affected by primary lymphedema using a Next Generation Sequencing (NGS) Approach. », in *Lymphology*, 2016; 49 : 57-72.
56. Missaglia S., Tavian D., Michelini S., Maltese P. E., Bonanomi A., Bertelli M., « Imbalance between expression of FOXC2 and its lncRNA in Lymphedema-Distichiasis caused by frameshift mutations. », in *Genes (Basel)*, 2021; 12 : 650.
57. Nadarajah N., Schulte D., McConnell V., Martin-Almedina S., Karapouliou C., Mortimer P. S. et al., « A novel splice-site mutation in *VEGFC* is associated with congenital primary lymphoedema of Gordon. », in *Int. J. Mol. Sci.*, 201 ; 19 : 2259.
58. Nanda S. K., Venigalla R. K., Ordureau A., Patterson-Kane J. C., Powell D. W., Toth R. et al., « Polyubiquitin binding to ABIN1 is required to prevent autoimmunity. », in *J. Exp. Med.*, 2011 ; 208 : 1215-28.
59. Nathan N., Keppler-Noreuil K. M., Biesecker L. G., Moss J., Darling T. N., « Mosaic disorders of the PI3K/PTEN/ AKT/TSC/mTORC1 signaling pathway. », in *Dermatol. Clin.*, 2017 ; 35 : 51-60.

60. Okuda K. S., Misa J. P., Oehlers S. H., Hall C. J., Ellett F., Alasmari S. et al., « A zebrafish model of inflammatory lymphangiogenesis. », in *Biol. Open.*, 2015 ; 4 : 1270-80.
61. Ostergaard P., Simpson M. A., Brice G., Mansour S., Connell F. C., Onoufriadis A. et al., « Rapid identification of mutations in GJC2 in primary lymphoedema using whole exome sequencing combined with linkage analysis with delineation of the phenotype. », in *J. Med. Genet.*, 2011 ; 48 : 251-5.
62. Ostergaard P., Simpson M. A., Mendola A., Vasudevan P., Connell F. C., van Impel A. et al., « Mutations in KIF11 cause autosomal-dominant microcephaly variably associated with congenital lymphedema and chorioretinopathy. », in *Am. J. Hum. Genet.*, 2012 ; 90 : 356-62.
63. Overman J., Fontaine F., Wylie-Sears J., Moustaqil M., Huang L., Meurer M. et al., « R-propranolol is a small molecule inhibitor of the SOX18 transcription factor in a rare vascular syndrome and hemangioma. », in *Elife*, 2019; 8 : e 43026.
64. Pannone L., Bocchinfuso G., Flex E., Rossi C., Baldassarre G., Lissewski C. et al., « Structural, functional, and clinical characterization of a novel PTPN11 mutation cluster underlying noonan syndrome. », in *Hum. Mutat.*, 2017 ; 38 : 451-459.
65. Peyre M., Kalamarides M., « Molecular genetics of meningiomas: Building the roadmap towards personalized therapy. », in *Neurochirurgie*, 2018 ; 64 : 22-28.
66. Revencu N., Boon L. M., Mendola A., Cordisco M. R., Dubois J., Clapuyt P. et al., « RASA1 mutations and associated phenotypes in 68 families with capillary malformation-arteriovenous malformation. », in *Hum. Mutat.*, 2013 ; 34 : 1632-41.
67. Schultz J. M., Khan S. N., Ahmed Z. M., Riazuddin S., Waryah A. M., Chhatre D. et coll., « Noncoding mutations of HGF are associated with nonsyndromic hearing loss, DFNB39. », in *Am. J. Hum. Genet.*, 2009 ; 85:25-39.
68. Shibata Y., Okamoto T., Saruta T., Matsuoka F., Fujieda M., Sano S., « De novo novel splice-site mutation in FLT4/

VEGFR3 is associated with Milroy disease. », in *J. Dermatol.*, 2021; 48 : e26-e28.

69. Shimizu Y., Shibata R., Ishii M., Ohashi K., Kambara T., Uemura Y., Yuasa D., Kataoka Y., Kihara S., Murohara T., Ouchi N., « Adiponectin-mediated modulation of lymphatic vessel formation and lymphedema. », in *J. Am. Heart Assoc.*, 2013 ; 2 : e000438.
70. Shin W. S., Rockson S. G., « Animal models for the molecular and mechanistic study of lymphatic biology and disease. », in *Ann. N. Y. Acad. Sci.*, 2008 ; 1131 : 50-74.
71. Soukup A. A., Zheng Y., Mehta C., Wu J., Liu P., Cao M. et al., « Single-nucleotide human disease mutation inactivates a blood-regenerative GATA2 enhancer. », in *J. Clin. Invest.*, 2019 ; 129 : 1180-92.
72. Tartaglia M., Pennacchio L. A., Zhao C., Yadav K. K., Fodale V., Sarkozy A. et al., « Gain-of-function SOS1 mutations cause a distinctive form of Noonan syndrome. », in Nat. Genet., 2007 & « FOXC2 disease mutations identified in lymphedema distichiasis patients impair transcriptional activity and cell proliferation. », in *Int. J. Mol. Sci.*, 2020 ; 21 : 5112.
74. Valenzuela I., Fernández-Alvarez P., Plaja A., Ariceta G., Sabaté-Rotés A., García-Arumí E. et al., « Further delineation of the SOX18-related Hypotrichosis, Lymphedema, Telangiectasia syndrome (HTLS). », in *Eur. J. Med. Genet.*, 2018 ; 61 : 269-72.
75. Visser J., van Geel M., Cornelissen A. J. M., van der Hulst R. R. W. J., Qiu S. S., « Breast cancer-related lymphedema and genetic predisposition: a systematic review of the literature. », in *Lymphat. Res. Biol.*, 2019 ; 17 : 288-93.
76. Van Zanten M., Mansour S., Ostergaard P., Mortimer P., Gordon K., « Milroy Disease. », 2006 Apr 27 [updated 2021 Feb 18]. In : Adam MP, Ardinger HH, Pagon RA, Wallace SE, Bean LJH, Mirzaa G, Amemiya A, editors. Gene Reviews® [Internet]. Seattle (WA) : University of Washington, Seattle, 1993-2021.
77. Vignes S., Albuisson J., Champion L., Constans J., Tauveron V., Malloizel J. et coll., « Primary lymphedema French National Diagnosis and Care Protocol (PNDS; Protocole

National de Diagnostic et de Soins). », in Orphanet. J. Rare Dis., 2021 ; 16:18.
78. Viveiros A., Reiterer M., Schaefer B., Finkenstedt A., Schneeberger S., Schwaighofer H. et al., « CCBE1 mutation causing sclerosing cholangitis : Expanding the spectrum of lymphedema-cholestasis syndrome. », in *Hepatology*, 2017 Jul.; 66(1) : 286-288.
79. Wang N., Shi W., Jiao Y., « A PTPN 11 mutation in a woman with Noonan syndrome and protein-losing enteropathy. », in *B. M. C. Gastroenterol.*, 2020 Feb., 13; 20(1) : 34.
80. Wang Y., Smallwood P. M., Williams J., Nathans J., « A mouse model for kinesin family member 11 (Kif11)-associated familial exudative vitreoretinopathy. », in *Hum. Mol. Genet.*, 2020. 29 : 1121-31.
81. Zalenski A. A., Majumder S., De K., Venere M., « An interphase pool of KIF11 localizes at the basal bodies of primary cilia and a reduction in KIF11 expression alters cilia dyna- mics. », in *Sci. Rep.*, 2020 ; 10:13946.
82. Zou Z., Enis D. R., Bui H., Khandros E., Kumar V., Jakus Z. et al., « The secreted lymphangiogenic factor CCBE1 is essential for fetal liver erythropoiesis. », in *Blood*, 2013. 121 : 3228-36.

Conclusion

Corinne Becker s'est intéressée au lymphœdème depuis trente ans. À cette époque, elle travaillait avec une pionnière des lymphatiques à Paris : la professeur Geneviève Hidden. Une belle histoire allait commencer. Une formidable entreprise allait se développer et une collaboration venait de débuter avec des collègues ayant le même enthousiasme pour cette nouvelle activité qui s'offrait à elles : la lymphologie et la lymphangiogenèse. C'était nouveau et il fallait réorganiser une nouvelle équipe, et une nouvelle stratégie de recherches, en expérimentation et en clinique. Il a fallu des années pour établir un programme dans le champ complexe et difficile de la lymphologie. Comme en musique, Corinne Becker a passé les stades de soliste : elle était seule, puis de chef d'équipe, elle est devenue chef d'orchestre avec de nombreux élèves dans le monde. Corinne Becker a progressé grâce à John Bergan, Stanley Rockson et encore Byung-Boon Lee. Des contacts précis ont été établis avec les équipes australiennes et nord-américaines qui l'ont encouragé. Elle a posé des indications précises et fondamentales.

Corinne Becker a été invitée par les experts mondiaux de lymphologie, ce qui a permis de partager les expériences de chacun. Sans les efforts de tous, les avancées en lymphologie auraient été beaucoup plus lentes. La moisson a été fantastique et les prouesses de chacun ont été récompensées : une meilleure connaissance en lymphologie et en lymphangiogenèse a ainsi pu débuter. La qualité de vie des patients a pu sans cesse s'améliorer. Le futur s'annonce sous les meilleurs augures. Cette avancée est multidisciplinaire avec les anesthésistes, les biochimistes, les généticiens, les histologistes, les kinésithérapeutes, les chirurgiens. Corinne Becker y travaille…

Bibliographie

Armer J. M. & Mallinckrodt B., « The secret epidemic: lymphedema. », in *J. Women Cancer*, 2001 ; 3 : 35-41.

Assouad J. et al., « The cutaneo-lymph node flap of the superficial circumflex artery. », in *Surg. Radiol. Anat.*, 2002 ; 24(2) : 87-90.

Battista B. N., Becker C. & Germain M., « Vascularized lymph node transfer for patients with secondaty inferior limb lymphedema. », in *Plast. Reconstr. Surg.*, 2013 ; 132 : 32-33.

Battista B., Germain M. A., Faria J. C. & Becker C., « Lymph node flap transfer for patients with secondary lower limb lymphedema », Microsurgery Doi 10.1002 : micr.

Baumeister R. G. & Seifert J., « Microsurgical lymphvessel transplantationfor the treatment of lymphedema. Experimental and first clinical experience. », in *Lymphology*, 1981 ; 14 : 90.

Becker C., Arrive L., Saaristo A., Germain M., Fanzio P., Batistta B. N. & Piquilloud G., « Surgical treatment of congenital lymphoedema. », in *Clin. Plast. Surg.*, 2012 ; 39 : 377-384.

Becker C. & Hidden G., « Transfer of free lymphatic flaps. Microsurgery and anatomical study. », in *J. Mal. Vasc.*, 1988 ; 13 : 119-122.

Becker C., « Traitement of lymphoedema. », in *Progress in lymphology*, 1990, XI.

Becker C., « Les transferts lymphatiques. », in *Annales de chirurgie plastique esthétique*, 2000.

Becker C., « The treatment of lymphoedema with free nodes transplantations. », in *International angiology*, 2000 ; 19 : 114.

Becker C., « Anatomie du système lymphatique du membre supérieur et conséquences thérapeutiques. », in *Cahier d'enseignement de la société française de chirurgie de la main*, 2001 : 27-33.

Becker C., « Treatmement of lymphoedema. », in *Questions of reconstruction of microsurgery* (Russia), 2008 ; 2(25) : 5-10.

Becker C., « La chirurgie du lymphœdème, effet des greffes ganglionnaires. », in *Mémoires de l'Académie nationale de chirurgie*, 2008 ; 7(1) : 55-64.

Becker C., « New treatment for Lymphedema. », 2010 : 1-4.

Becker C., Assouad J., et al., « Postmastectomy lymphedema : long-term results following microsurgical lymph node transplantation. », in *Ann. Surg.*, 2006 ; 243(3) : 313-5.

Becker C., Pham D. N., et al., « Postmastectomy neuropathic pain: results of microsurgical lymph nodes transplantation. », in *Breast*, 2008 ; 17(5) : 472-6.

Becker C., Pham D. N., et al., « Postmastectomy neuropathic pain: results of microsurgical lymph nodes transplantation. », in *Breast*, 2008 ; 17(5) : 472-6.

Becker C. & G. A., « Free vascularized lymphatic node transplantation for lymphoedema, Bone And Skin Disorders. », in *Bone And Skin Disorders*, edited by Raoul Tubiana and Alain Gilbert. M. Dunitz, 2002 : 541-7.

Becker C. & Hidden. G., « Transfer of free lymphatic flaps. Microsurgery and anatomical study. », in *J. Mal. Vasc.*, 1988 ; 13 : 119-122.

Becker C., Hidden G. & Pecking A., « Transplantation of lymphnodes: an alternative method for treatment of lymphoedema. », in *Progress in Lymphology*, 1990 ; XI : 487-493.

Becker C., « Transfer of free lymphatic flaps. Microsurgery and anatomical study. », in *J. Mal. Vasc.*, 1988 ; 13 : 119-122.

Becker C., « Anatomie du système lymphatique du membre supérieur et conséquences thérapeutiques. », in *Cahier d'enseignement de la société française de la chirurgie de la main*, 2001 : 27-33.

Bestian J. M. & Cognet J., « La transplantation ganglionnaire, traitement chirurgical des lymphœdèmes. », in *La Revue de chirurgie esthétique*, 2004.

Byung-Boong Lee. Bergan J. & Rockson S. G., *Lymphedema. A concise Compendium of Thery and Practise*, Springer (ed.), 2011.

Cheng M. H., Chang D. & Patel K. M., *Lymphedema Surgery*, Elsevier (ed.), 2016.

Framework L., *Best Practice for the management of Lymphoedema, International consensus*, MEP Ltd, London, 2006.
Jila A., Nguyen V. P., Dumont D. J., Semple J., Armstrong D., Seto E. & Johnston M., « Lymphangiogenesis following obstruction of large postnodal lymphatics in sheep. », in *Microvasc. Res.*, 2007 ; 73 : 214-223.
Lähteenvuo M., Honkonen K., Tervala T., Tammela T., Suominen E., Lähteenvuo J., Kholová I., Alitalo K., Ylä-Herttuala S. & Saaristo A., « Circulation. », 2011 Feb ; 123(6) : 613-20. Epub 2011 Jan 31.
Marek K. D., « Surgical Advances in Plastic Surgery. », in *Clinics in Plastic Surgery*, 2012.
Neligan P. C., Masia J. & Piller N. B., *Lymphedema : Complete medical and surgical management*, CRC Press, 2016.
Papendieck C. M., « Lympedema in Pediatric Patients. », in *Pathophysiology and Clinical Presentation*, 2018.
Piller N. B, *Experimental lymphoedema : its applicability and contribution to our clinal understanding. Experimental Biology of the Lymphatic Circulation*, Elsevier Science, 1985, 189-230.
Rotenberg L., Guigui J., Lenczner G., Bèges C. & Ouazan H., « Surveillance des femmes qui pnt eu un cancer du sein jeunes. », in *La Lettre du Sénologue*, 2014 ; 63 : 30-35. 2014.
Semple J., « Lymphedema Development and Lymphatic Function following Lymph Node Excision in Sheep. », in J. Vasc. Res., 2009 : 1-9.
Viitanen T. P., Maki M. T., Seppanen M. P., Suominen E. A. & Saaristo A. M., « Donor sitelymphatic function after microvascular lymph node transfer. », in *Plast. Reconstr. Surg.*, 2012 ; 130 : 1246-1253.

Remerciements

Une grande dette de gratitude me lie à tous ceux qui m'ont aidé dans mes efforts et dans mes recherches. La liste serait trop longue pour les citer tous. Je ne citerai donc que les plus proches.

Ma reconnaissance va à tous ceux qui me soutiennent depuis si longtemps et qui m'encouragent sans faillir en me donnant de leur temps généreusement et librement. Je les en remercie tous.

Mon épouse Anne qui m'a supporté tout ce temps et m'a soutenu, par son écoute, son dynamisme et sa joie de vivre ;

Les membres de la bibliothèque de l'Académie nationale de médecine, tout particulièrement son directeur dynamique, rigoureux et bienveillant, Monsieur Jérôme Van Wijland, M. Damien Blanchard et Mme Léa Latchan ;

Le Pr Michel Merle qui a immédiatement accepté d'écrire la préface de ce livre ;

Le Pr Gérard Morvan pour son aide précieuse dans la rédaction du chapitre sur la lympho-IRM ;

Le Pr Alain Philippon pour son aide inestimable dans la rédaction du chapitre de la génétique, sujet fondamental où les progrès sont si rapides et importants.

Mme Benhammou qui a corrigé les épreuves de ce livre ;

Le Dr Xavier Riaud, directeur de la collection Médecine à travers les siècles aux Éditions L'Harmattan, pour sa confiance renouvelée, son aide efficace, sa patience, pour son travail de mise en pages et ses corrections.

Les Éditions L'Harmattan, bien sûr, en acceptant mon livre, en lui donnant le soutien de sa puissante réputation, la célèbre maison, honneur de l'édition française, démontre avoir su préserver les plus belles traditions, le sens des responsabilités et la diffusion de la vérité.

Table des matières